Carsten Klemann

Handreflexzonenmassage

Durch gezielte Massage der Hände Schmerzen lindern,
Krankheiten erkennen und Blockaden lösen

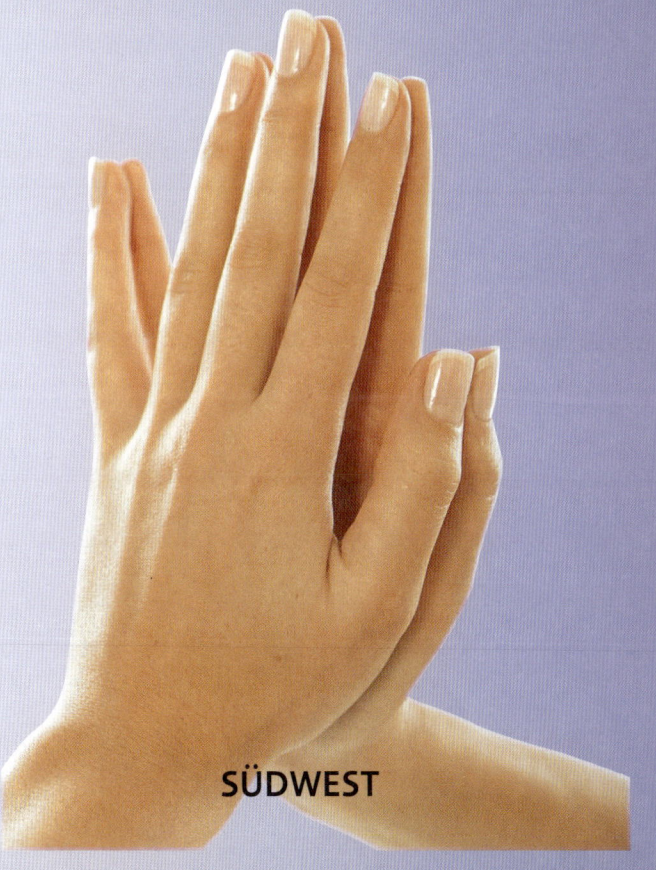

SÜDWEST

Inhalt

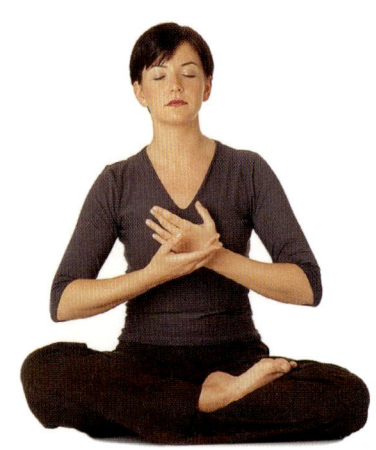

Die Handreflexzonenmassage lässt sich optimal mit Entspannungsmethoden kombinieren.

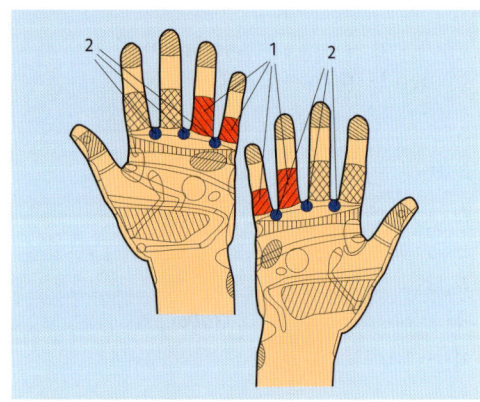

1 Ohren; 2 Obere Lymphgefäße

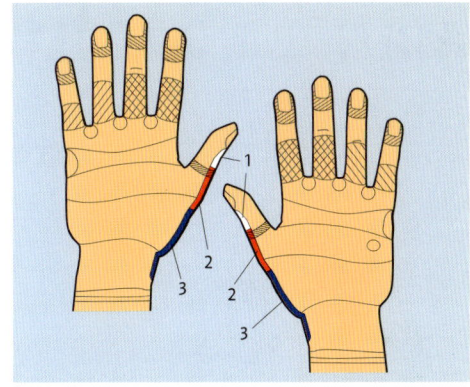

1 Halswirbel; 2 Brustwirbel; 3 Lendenwirbel

Sanfter Fingerdruck

Viele Menschen sind schon nach dem ersten Versuch von den Wirkungen einer Handreflexzonenmassage angenehm überrascht. Zuvor standen sie dieser Art der Selbstbehandlung eher skeptisch gegenüber, doch die Behandlung überzeugt oft durch das schnell eintretende Gefühl einer tief gehenden Linderung von Beschwerden. Die Handreflexzonenmassage hilft, auch wenn die Gründe hierfür noch nicht völlig geklärt sind und obwohl sie nicht wie auf Knopfdruck – losgelöst von anderen Körpervorgängen – Wohlbefinden hervorrufen kann. Sie ist eine Selbsterfahrung, die zwar äußerlich angewendet wird, aber innerlich Körper und Seele gleichermaßen anspricht.

Eine gute Selbstwahrnehmung ist der erste Schritt

Die meisten Naturheilweisen sind altüberliefert und kommen ohne Hightech und Chemie aus. »Natürlich« bedeutet aber nicht »völlig harmlos«. So können pflanzliche ebenso wie pharmazeutische Heilmittel bei falscher Anwendung unerwünschte Nebenwirkungen haben.

Die Reflexzonentherapie ist kein Mittel gegen schwere Krankheiten – auch wenn eine begleitende Anwendung Erfolge bringen kann. Sie ersetzt generell auch keine schulmedizinischen Untersuchungen und Behandlungen. Bei ausgeprägten seelischen oder körperlichen Problemen ist der Besuch eines Arztes oder Therapeuten unumgänglich. Dies alles ändert aber nichts daran, dass wir selbst in hohem Maß für unsere Gesundheit verantwortlich sind – und diese Verantwortung beginnt bereits bei der bewussten Entscheidung für bestimmte Lebensgewohnheiten, Ziele, Denkweisen und auch Partnerschaften.

Ein wichtiger Vorteil natürlicher Heilmethoden – wie auch der Handreflexzonenmassage – liegt darin, dass sie die Selbstwahrnehmung schulen und damit die persönliche Fürsorge und das rechtzeitige Ergreifen vorbeugender Maßnahmen fördern. So helfen sie bei Unwohlsein und leichteren Beschwerden, wenn ein Arztbesuch noch nicht erforderlich erscheint.

Wer die Handreflexzonenmassage richtig anwendet, kann die eigene seelische und körperliche Verfassung deutlich verbessern, Einfluss auf das Befinden nehmen und so manches Alltagsleiden lindern.

Eine jederzeit verfügbare Behandlungsweise

Viele Methoden der Naturheilkunde bieten sich nicht nur bei kleinen oder größeren »Wehwehchen« an, sondern eignen sich auch zur allgemeinen Vitalisierung. Wer zum Arzt geht, ist zumeist schon krank. Wer hingegen regelmäßig seine Handreflexzonen massiert, beugt auch auf lange Sicht Erkrankungen vor. Es gibt daher mehr als nur einen Grund, der für die Anwendung der Handreflexzonenmassage spricht.

▶ Sie ist zu jeder Zeit und an jedem Ort durchführbar. Es bedarf keiner Hilfsmittel oder Vorbereitungen. Auf die Hände kann man unauffällig einwirken: wenn man während einer Diskussion Kopfschmerzen bekommt, wenn sich Erschöpfung einstellt oder wenn auf der Bahnfahrt zum Vorstellungstermin die Nervosität wächst. In solchen Situationen gibt es nichts Leichteres als eine Handmassage.

▶ Die Hände sind das einfachste Mittel, um Kontakt mit dem eigenen Körper aufzunehmen. Wer sich für ein paar Minuten mit seinen Händen befasst, besinnt sich auf sein Befinden und gönnt sich damit eine Entspannungspause.

Auf den folgenden Seiten können Sie die praktische Anwendung der Handreflexzonenmassage kennen lernen sowie einige Behandlungsempfehlungen bei verschiedenen Leiden oder Beschwerden nachlesen. Selbstmassagen müssen jedoch von der professionellen Behandlung unterschieden werden: Gute Therapeuten können mit ihren umfangreichen Erfahrungen und besonderen Möglichkeiten tiefer greifende Wirkungen auslösen als Laien.

Ergänzende Methoden

Da auch Entspannungstechniken und mentales Training den Erfolg von Reflexzonenmassagen fördern, enthält das Buch auch hierzu verschiedene Vorschläge. Außerdem erfahren Sie, was Sie sonst noch machen können, wenn Sie Ihre Hände frei haben: Dann bieten sich z. B. Fingerübungen und die Akupressur, die chinesische Fingerdrucktechnik, an. Sie ist mit der Reflexzonenmassage verwandt und wird seit Jahrtausenden als vorbeugendes und linderndes Mittel geschätzt.

Die Grundlage der Reflexzonentherapie ist die von Dr. William Fitzgerald erarbeitete »Zonentherapie«, in der er den menschlichen Körper in zehn senkrechte Körperzonen einteilt. Er erkannte, dass durch den Druck an bestimmten Zonen an Händen und Füßen auch andere, diesen Zonen zugeordnete Organe erreicht werden können.

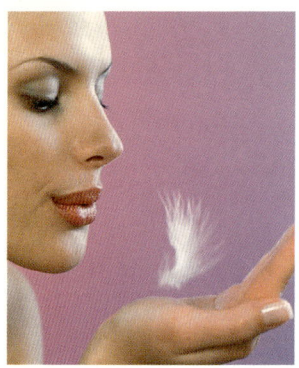

Hände sind wichtige Botschafter zwischen Außen- und Innenwelt.

Die Hände als sensible Werkzeuge

Die Handreflexzonenmassage will den gesamten Körper positiv beeinflussen. Auf den ersten Blick erscheint dieser Anspruch vermessen: Warum sollten Organe von den Händen aus behandelbar sein, die eigentlich weit von ihnen entfernt liegen? Wirft man allerdings einen genaueren Blick auf seine Hände und die Rolle, die sie im alltäglichen Leben spielen, werden »Handtherapien« verständlicher.

Die Hand als Spiegelbild des Körpers

Jede Hand hat fünf Finger, die durch Form und Länge gut zu unterscheiden sind. Zwei unserer Finger werden nicht nüchtern anatomisch, sondern im Hinblick auf ihren praktischen Nutzen bezeichnet: der Zeige- und der Ringfinger. Der Daumen ist besonders kraftvoll und beweglich, deshalb wird vor allem mit ihm die Handreflexzonenmassage ausgeführt. Er steht nicht in einer Reihe mit den anderen Fingern und kann als so genannter Opponent optimalen Zugriff und Gegendruck ausüben. Anders als die übrigen Finger besitzt er ein vielseitiges Sattelgelenk und nur zwei statt drei Glieder. Ballen, Erhebungen und Querlinien der Handfläche erscheinen wie eine Landschaft, die bei jedem Menschen anders angelegt ist. Der Handrücken ist glatter, seine Sehnen und die Knochenhaut liegen ungeschützter da. Deshalb darf hier nur vorsichtig massiert werden.

Vielseitig verwendbar

Den Händen wird viel zugemutet. Wer Dinge untersuchen und reparieren oder Probleme lösen will, darf nicht lange zögern. Wir schicken unsere Hände voraus, um unser Leben zu bewältigen.

Die Bedeutung der Hände offenbart sich auch im alltäglichen Sprachgebrauch: Da werden Dinge ausgehandelt und Themen ausführlich behandelt. Jemand ist handzahm, sucht händeringend nach etwas oder sagt: »Hand auf's Herz!«, wenn es ihm um Ehrlichkeit geht.

So vermittelt der Tastsinn dem Gehirn wichtige Informationen, wie z. B.: »Das Badewasser ist zu heiß.« Die Analyse der Wahrnehmungen entscheidet nun wiederum darüber, welche Aufgaben die Hände verrichten sollen; in diesem Fall z. B. den Kaltwasserhahn betätigen. Mit allen anderen Sinnesorganen, vor allem mit den Augen, arbeiten sie eng zusammen. Nur die Füße haben noch häufiger als die Hände direkten Kontakt mit der Außenwelt. Doch diese Kommunikation geschieht weniger bewusst und ist auch nicht mit so vielseitigen Gedanken und Aktionen verknüpft.

Intensives Fühlen

Hände sind tatsächlich viel mehr als nur »Werkzeuge«. Sie dienen nicht nur für Grobarbeiten, wie z. B. zum Schrauben, Geschirrspülen oder gar zum Holzhacken. Mit ihrer Hilfe können feinste Empfindungen und Gedanken zum Ausdruck gebracht werden. Die Fingerkuppen zeigen dabei, wie schön sich so manche Phänomene auf dieser Welt anfühlen, z. B. Samt, Seide, Blätter, Steine, Wärme oder Kälte.

Hände haben viel zu sagen

Wer seinen geliebten Partner streichelt, spürt die Liebe zu ihm geradezu in den Fingern – und weckt bei ihm wohlige Empfindungen. Schon kurze Berührungen, ein Streichen über den Arm oder ein Schulterklopfen signalisieren dem Gegenüber: »Du bist nicht allein, du wirst geliebt und unterstützt.« Hände sind eines der wichtigsten Mittel, um körperliche Nähe auszudrücken. Diese Zuneigung ist für Säuglinge überlebenswichtig, für ältere Menschen unersetzlich und für Liebende ein wahrer Genuss. Und wie zeigt man Fremden – zumindest in unserem Kulturkreis –, dass man ihnen freundlich gesonnen ist? Nicht durch Zufall durch einen Händedruck. Die Berührung der Handflächen soll unmittelbarer, als Worte es könnten, aufrichtiges Entgegenkommen bekunden. Wer sich die Hände schüttelt, benutzt sie nicht zum Schlagen oder Drohen, sondern signalisiert Friedfertigkeit oder gegenseitiges Einverständnis.

> 37 Muskeln und 27 Knochen spielen in jeder Hand zusammen, damit Speisen gekocht, Briefe geschrieben, Häuser gebaut, Gesten und Liebkosungen ausgetauscht werden können. Hände und Füße sind auch die Körperteile mit den meisten Nervenverbindungen.

Neuesten Theorien zufolge entwickelte sich abstraktes Denken ursprünglich aus der Fähigkeit, Bewegungen anderer richtig einzuschätzen und sich durch Gesten zu verständigen. Zeichensprache spielt nach wie vor eine wichtige Rolle in der menschlichen Kommunikation. Taubstumme Menschen führen mit ihrer Hilfe angeregte und anspruchsvolle Unterhaltungen.

Mit den Händen »sagen« wir oft impulsiver und direkter als mit Worten, was wir fühlen und denken: »Komm mir nicht zu nahe!«, signalisiert die abwehrende Hand; der Fingerzeig betont die eigene Entschiedenheit – und ist als Hinweis auf Dinge oder Orte nicht zu ersetzen; Begeisterung macht sich durch Applaus hörbar. Für Freude, Besinnung, Triumphgefühle oder Beleidigungen gibt es zahlreiche »handliche« Ausdrucksmittel. Auch wenn man allein ist, sind die Hände beredte Ausdrucksmittel. Man ballt die Faust, drückt die Daumen oder betet. Viele Handbewegungen, die wir für uns allein machen, geschehen unbewusst. Doch gerade sie haben oft einen klaren Ansprechpartner: das eigene Befinden, den eigenen Körper. Tatsächlich ermöglichen Finger, Ballen oder Knöchel regelrechte Unterhaltungen mit dem Körper. Mit ihnen gehen wir auf seinen Zustand ein, befragen und beeinflussen ihn.

Die tägliche Arbeit mit den Händen macht gerade die Handflächen unempfindlich gegen vielerlei Druck und Berührungen. Daher ist es bei der Handreflexzonenmassage oft notwendig, stärker und auch länger zu massieren – jedoch ganz nach den eigenen Bedürfnissen.

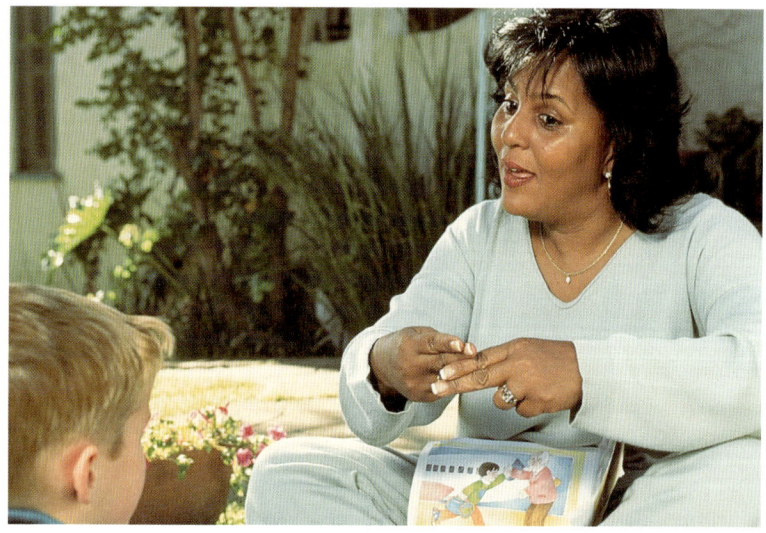

Hände sind ein wichtiges Kommunikationsmittel. Das beweist auch die Zeichensprache der Gehörlosen, in der Gebärden voll und ganz die Funktion des gesprochenen Worts übernehmen.

Erfahrungen aus alter Zeit

Zeugnisse aus dem Reich der Inkas in Mittelamerika oder dem antiken Ägypten belegen, dass bereits vor unserer Zeitrechnung die Reflexzonenmassage angewendet wurde. Auch die nordamerikanischen Indianer behandelten innere Beschwerden, indem sie äußerlich auf den Körper einwirkten. Mit der Reflexzonentherapie verwandt sind die chinesische Akupressur und Akupunktur, die vor etwa 4000 Jahren entstanden sind.

Die Körpersignale bewusst wahrnehmen

Die modernen diagnostischen und technisch-medizinischen Möglichkeiten gab es damals nicht. Die Menschen waren darauf angewiesen, den Körper nur mit den Sinnen wahrzunehmen und zu verstehen. Mit bloßem Tasten, Riechen, Spüren und Sehen gelangten sie zu wichtigen Erkenntnissen über die Wechselbeziehungen zwischen dem Äußeren und dem Inneren des Körpers.

Es geht um die Ursache

Bei plötzlichen Beschwerden greifen wir oft unwillkürlich an eine bestimmte Stelle des Körpers – auch wenn sie weit entfernt vom eigentlichen Beschwerdepunkt liegt. Nicht selten stellt sich dann überraschend Linderung ein.

Heilkundler früherer Kulturen beschäftigten sich ausgiebig mit solchen Erfahrungen. Wir vergessen jedoch eine solche Reaktion rasch wieder, sobald ein Schmerzmittel zur Hand ist. Aber diese pharmazeutischen Präparate bekämpfen oft nur die Symptome, nicht die Ursache einer Krankheit – und lösen häufig auch noch unangenehme Nebenwirkungen aus. Die Erfahrungsmedizin der damaligen Zeit war zwar weniger spezialisiert und zielsicher als die moderne Heilkunde, doch gerade das zwang sie dazu, unterschiedlichste Faktoren zu berücksichtigen. Dieser umfassende Blick ist nach wie vor sehr wertvoll, auch wenn heutige medizinische Methoden meist unverzichtbar sind.

Die moderne Medizin verfügt über viel bessere wissenschaftliche und technische Mittel als die traditionelle Heilkunde. Das bedeutet aber nicht, dass alte Erfahrungen und Behandlungsweisen überholt wären. Gerade weil sie von einem ganzheitlichen Blick auf Krankheit und Gesundheit geprägt sind, können sie sehr wertvoll sein.

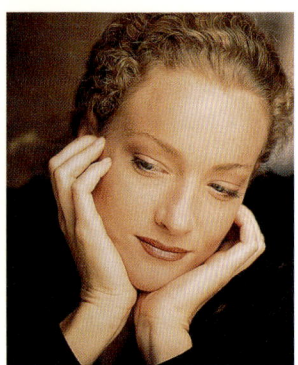

Den Kopf in die Hände stützen – eine unbewusste Stimulation der Reflexzonen.

Grundlagen der Handreflexzonenmassage

Auch wer die Reflexzonenmassage nicht kennt, übt sich – ohne sich dessen bewusst zu sein – ständig in ihr. Wer angespannt ist, reibt mit den Fingern der einen über die Handfläche der anderen Hand. Beim Nachdenken wird gerne an den Fingerspitzen gezupft, vor wichtigen Entscheidungen mit dem Zeigefinger das erste Daumenglied gerieben. Letzteres fördert nach der Reflexzonentheorie die Gehirnleistung und soll zudem nervös machende Hormone bändigen.

Im Gespräch mit dem eigenen Körper

Wenn sich Menschen konzentriert unterhalten und dabei zugleich Distanz wahren wollen, spreizen sie die Finger beider Hände und legen die Kuppen aufeinander, als wollten sie sich selbst in Zaum halten. Wer sich auf sich selbst gestellt fühlt oder sich besinnen will, legt die Hände hingegen eng ineinander und faltet sie – vergleichbar mit einem eingerollten Embryo im Mutterleib. Wenn wir unsere Energie für neue Taten auffrischen wollen, reiben wir uns häufig die Hände, bei Unwohlsein oder Schmerzen massieren, pressen oder drücken wir sie. Das hilft, die Belastung besser auszuhalten, es kann entspannen und sogar Symptome auflösen.

Kurzum: Die Hände sind wie Botschafter, die häufig zwischen unseren Wahrnehmungen und Gefühlen, unseren Gedanken und unserem Körper vermitteln. Je nach unserer individuellen Verfassung oder der jeweiligen Situation gehen wir unterschiedlich mit ihnen um und bewirken damit ganz bestimmte Reaktionen.

Die Handreflexzonentherapie will diese Reaktionen systematisch erfassen und bewusst einsetzen: Impulse, die gezielt an den Händen eingesetzt werden, sollen ganz bestimmte Reflexe im Menschen auslösen, die unterstützend oder heilend wirken.

Menschen bedienen sich im Alltag oft ihrer Hände, um sich zu beruhigen oder anzuregen. Diese Form der ganz persönlichen »Therapie« wird bei Reflexzonenmassagen ausgeweitet und zielstrebig angewendet.

Schaltstelle Rückenmark

Der englische Neurologe Henry Head (1861–1940) fand heraus, dass es nervliche Verbindungen zwischen inneren Organen und der Haut gibt. Welche Organe und welche Hautgebiete miteinander »korrespondieren«, lässt sich einfach feststellen, denn ist ein Organ gestört, zeigt häufig auch eine spezielle Hautregion Symptome: Juckreiz, Druckschmerz, Spannungsgefühle oder auch Rötung. Durch die Massage einer dieser so genannten Headschen Zonen werden häufig die Beschwerden des Organs gelindert.

Harmonische Verbindungen

Die Erklärung für dieses Phänomen: Die Nervenzellen sind zu »Fasern« verbunden, die sich im Rückenmark vereinigen und sehr unterschiedliche Aufgaben zu erfüllen haben. Dabei regt eine Zelle die nächste an, chemische Stoffe (Neurotransmitter) zu bilden, um Botschaften weiterzuleiten. Das Rückenmark kann man sich quasi als Baumstamm vorstellen, aus dem in bestimmten Abständen Nervenäste entspringen: Aus diesen Ästen wachsen wiederum Zweige. Manche dieser Zweige wandern zur Lunge, um für den Atemrhythmus zu sorgen, andere zur Haut, damit wir Wärme oder Kälte empfinden. Zweige, die auf demselben Ast sitzen, können sich gegenseitig beeinflussen. Ein sinnlicher Reiz – wie er beispielsweise bei einer Massage entsteht – wandert also über eine Nervenfaser zum Gehirn. Auf seinem Weg kann er aber auch ganz andere Fasern anregen.

▶ Alle Organe und Körperteile spiegeln sich auf den Händen und Füßen wider. So belegt jedes Organ eine umgrenzte, genau festgelegte Fläche auf den Extremitäten.

▶ Durch die Behandlung einer Hautregion auf Fuß oder Hand wird das zugehörige Organ positiv beeinflusst.

▶ Zugleich machen sich Störungen eines Organs auch an den zugehörigen Zonen bemerkbar. Schmerzen oder Erhebungen unterhalb der Fingergrundgelenke könnten beispielsweise ein Hinweis auf Lungenprobleme sein.

Nervenfasern versorgen das Gehirn mit Informationen von Organen, Muskeln und natürlich auch der Haut. Auf die komplizierten Wechselwirkungen des Nervensystems bauen die Reflexzonenbehandlungen auf.

Massagen greifen in viele Vorgänge ein

Nerven unserer Haut haben also mit Nerven anderer Körperteile oder Organe Kontakt. Bei einer Massage wandern Nervensignale von den feinsten Endungen der Nerven zum Gehirn und lösen dort Gefühle von Wärme oder Druck aus. Zugleich können die Signale die Nervenbahn des »zugeschalteten« Organs wohltuend anregen – indem beispielsweise dessen Stoffwechsel und Durchblutung verbessert werden. Es gibt aber auch indirekte Reaktionen: Wenn Massagen die Hormonausschüttung von Drüsenorganen positiv beeinflussen, profitieren wiederum andere Organe von diesen Botenstoffen. Außerdem ist es wahrscheinlich, dass Reflexzonenmassagen in biochemische Prozesse der Zellen eingreifen können – was bislang aber noch sehr schwer nachzuweisen ist.

Fühlt der Behandelte während der Massage Schmerzen, kann das mit dieser Zone verbundene Organ gestört sein. Mit Hilfe der Reflexzonenmassage erreicht man, dass gestörte Energieabläufe wieder harmonisiert werden.

Eng miteinander verknüpft

Zwischen den Erkenntnissen von Henry Head und dem Grundgedanken der Reflexzonenmassage gibt es einen wichtigen Unterschied: Der englische Wissenschaftler sah, dass Organ- mit Hautnerven in Kontakt stehen, die über den ganzen Körper verteilt sind. Die Reflexzonentherapie geht davon aus, dass sämtliche Organe mit den Händen und den Füßen in Verbindung stehen. Die Hautregionen von Füßen oder Händen, die mit Organen oder Körperteilen korrespondieren, werden als Reflexzonen bezeichnet, denn ihre Behandlung sorgt für Reflexe und Reaktionen im Organismus. Und ebenso wird das Befinden der Organe auf diese Zonen reflektiert. Verspürt der Behandelte beispielsweise Schmerzen beim Druck auf eine spezielle Reflexzone, kann das eventuell ein Hinweis darauf sein, das das zugehörige Organ geschwächt ist. So ist es also möglich, mit Hilfe der Reflexzonentherapie Krankheiten und Beschwerden frühzeitig zu erkennen und somit rechtzeitig etwas dagegen zu unternehmen.

Nach welchen Kriterien aber Reflexzonen und Körperteile miteinander in Verbindung gebracht werden, stützt sich auf ein einfaches Ordnungssystem.

Der Körper liegt in der Hand

Die moderne Reflexzonentherapie wird auf den amerikanischen Arzt William Henry Fitzgerald zurückgeführt. Er lebte zwischen 1872 und 1942 und ließ sich von der indianischen Heilkunde beeinflussen. Seine Forschungen fasste er in einer »Fünf-Zonen-Lehre« zusammen: Jede Körperhälfte lässt sich in fünf Längszonen unterteilen. Sie reichen von den Füßen bis zum Kopf. Alle Zonen beginnen jeweils an einem der fünf Finger oder der fünf Zehen. Körperteile, die sich innerhalb der Linien einer Zone befinden, reagieren aufeinander.

Behandelt man einen Punkt auf der Hand, kann entferntes Gewebe, das innerhalb derselben Längszone liegt, davon profitieren.

Wechselwirkungen

So wirkt die Massage des Kleinfingergelenks auch auf das Hüftgelenk oder die Massage der Handballen auf die Verdauung. Weil sich alle Längszonen in den Händen und Füßen sammeln, beeinflusst die Behandlung dieser Körperteile den gesamten Organismus. Sämtliche Organe werden sowohl an den Händen als auch an den Füßen gespiegelt. Man kann sich also für

Ähnlich wie der Globus in Längen- und Breitengrade aufgeteilt wird, legt die Reflexzonenlehre ein ordnendes Raster über den Körper. Und wie auch eine Landkarte die Kontinente verkleinert abbildet, gibt es auf den Händen entsprechende Zonen für die Organe.

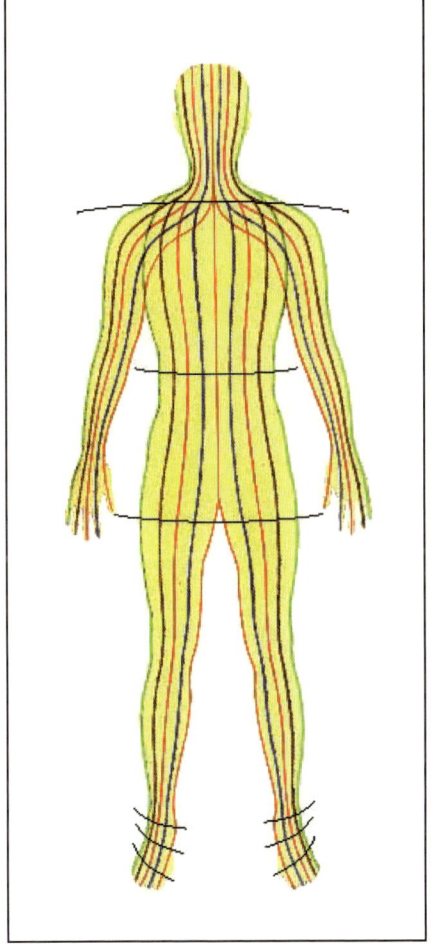

Die Fünf-Zonen-Lehre teilt den Körper in insgesamt zehn Längengrade ein, fünf auf jeder Seite einer Mittellinie. Diese entspricht der Wirbelsäule.

eine Massage an den oberen oder an den unteren Extremitäten entscheiden. Fitzgeralds Konzept wurde später durch die Einführung von Querzonen verfeinert, denn die Aufteilung des Körpers nur in vertikale Scheiben (Längszonen) berücksichtigt nicht, dass Organe auch in die Breite gehen. Zwei Querlinien schaffen Abhilfe. Die erste wird oberhalb der Brust gezogen. Sie grenzt Kopf und Schultern vom Brust- und Bauchbereich ab. Die nächste Querlinie verläuft am Rand des Unterleibs. Dadurch entstehen also insgesamt drei weitere Zonen, die den Körper jeweils von rechts nach links umfassen.

Einfache Zuordnung

Die moderne Wissenschaft bestätigt viele traditionelle Gedanken über Zusammenhänge zwischen Mikro- und Makrokosmos. So ist ein Haar zwar nur ein winziger Teil des Menschen, doch für die Genforschung genügt es, um sämtliche Erbanlagen zu untersuchen.

Dieses Muster findet sich auf den Händen wieder: Dort sind die Reflexzonen räumlich genauso geordnet wie ihre zugehörigen Organe. Die erste Querlinie verläuft etwa einen Daumen breit unterhalb der Finger – darüber liegen also die Schulter- und Kopfzonen. Unter ihr liegen die Brust- und Bauchzonen. Sie reichen bis zur zweiten Linie, die das untere Drittel der Handfläche abgrenzt. Auf ihr sind die Zonen für die Unterleibsorgane zu finden.

Das große Ganze spiegelt sich im Kleinen wider

Die Bereiche Kopf/Schulter, Brust/Bauch und Unterleib umfassen jeweils mehrere Organe. Die Lage einer speziellen Organzone richtet sich nach der natürlichen Anatomie. Weil die Lunge über dem Magen liegt, befindet sich auch ihre Reflexzone oberhalb der Magenzone.
Vereinfacht ausgedrückt lautet die Grundidee: Die Reflexzonen spiegeln den Organismus im handlichen Kleinformat wider. So wie die Gewebe und Knochen in unserem Körper angeordnet sind, liegen ihre Reflexzonen auf den Händen. Längs- und Querlinien schaffen die Orientierung. Sie geben Auskunft, ob eine Zone für ein Körperorgan eher seitlich oder mittig, höher oder tiefer angeordnet ist.
»Innen« und »Außen« greifen stets ineinander. Für die Reflexzonenmassage bedeutet das: Wer seinen Daumen massiert, nimmt Einfluss auf den gesamten Körper.

Reflexzonen zum Kennenlernen

Legen Sie Ihre beiden Hände mit den Handrücken nach oben nebeneinander auf einen Tisch. Die beiden Daumenrücken sind zueinander gekehrt. Stellen Sie sich vor, die Hände ruhten auf einer Abbildung des menschlichen Körpers. Ihre Handgelenke setzen Sie am unteren Ende des Rumpfs auf. Die Handflächen ruhen quasi auf Unterleib, Bauch- und Brustraum. Jede Hand bedeckt eine Körperhälfte, wobei die Daumen in der Mitte das Körperzentrum mit Rückgrat und Kopf bilden.

Die einzelnen Körperzonen

▶ Beide Daumen zusammen repräsentieren das Zentrum des Körpers. Ihre weichen Kuppen stellen das Gehirn dar. Ihre festen, knöchrigen Rücken spiegeln das Rückgrat des Menschen wider. Der Mittelpunkt der Daumenkuppen entspicht der Hypophyse. An den Seiten der oberen Daumenglieder liegen der Nasen- und Rachenbereich. Unterhalb der Daumennägel verlaufen Hals- und Brustwirbelsäule.

▶ Die anderen Finger repräsentieren die Nebenhöhlen, Augen, Ohren sowie – an den »Schwimmhäuten« – die oberen Lymphgefäße. Die Reflexzone für das Schultergelenk liegt an der Handkante jeweils an den Grundgelenken beider kleiner Finger.

▶ Die Reflexzone der Schultermuskulatur verläuft als breiter Streifen quer über dem oberen Teil der Handfläche entlang der Grundgelenke des kleinen Fingers, Ring-, Mittel- und Zeigefingers.

▶ Nun wird der Brust- und Bauchraum erreicht. Unterhalb der Schulterlinie erstreckt sich die Lungenzone jeweils über den oberen Teil der Handfläche. Sie überschneidet sich mit der Leberzone, denn auch im Organismus überlappen sich beide Organe. Aber weil die Leber im Organismus auf der rechten Körperseite angesiedelt ist, findet sich ihre Zone vor allem auf der rechten Hand.

▶ Ähnlich verhält es sich mit dem Herz: Seine wichtigste Zone liegt auf der linken Hand, unterhalb von Zeige- und Mittelfinger. Der Magen ist gleichmäßig auf beide Körperhälften verteilt. Deshalb liegen seine Zonen auf beiden Händen zwischen dem Zeigefinger und dem

Das Herz erstreckt sich von der Körpermitte nach links. Für seine Behandlung wird meist eine Bezugszone gewählt, die nicht direkt das Organ, wohl aber seine Funktion stärkt.

oberen Daumenansatz. Als zentral angelegtes Organ muss er sich in der Nähe der Daumen befinden, die die Körpermitte repräsentieren. Die Zone des Solarplexus (auch Sonnengeflecht genannt – es ist ein wichtiger Knotenpunkt des Nervensystems) zieht sich gemeinsam mit der Zwerchfellzone quer über die Handfläche.

▶ Im letzten Drittel der Handfläche befinden sich die Zonen der Unterleibsorgane Nieren, Dickdarm und Dünndarm. Weil die Nieren ein Doppelorgan sind, besitzt jede Hand ihre eigene Nierenzone: jeweils unterhalb der Magenzone, seitlich neben den Daumenballen. Aus den Nierenzonen entspringen die Reflexzonen für die entgiftenden Verbindungsröhren zwischen Nieren und Blase. Sie reichen schräg nach unten bis über den Daumenknöchel. Oberhalb des Handgelenks gehen sie in die Zonen für die Blase über.

▶ Seitlich an den Handgelenken finden Sie die Zonen für die Geschlechts- und Fortpflanzungsorgane. Weiter in Richtung Arm erstreckt sich die Zone für die unteren Lymphgefäße.

Weitere Reflexzonen und Feinheiten lernen Sie allmählich in den folgenden Kapiteln kennen. So bestehen manche Zonen nur auf der Handfläche, manche nur auf dem Handrücken und andere auf beiden Handseiten. Weil beispielsweise die Schultermuskulatur die Rück- und Vorderseite des Oberkörpers umspannt, ist sie auf jeder Hand zweiseitig vertreten. Die Zonen für Nase und Rachen liegen nur auf dem Handrücken. Die meisten Behandlungsregionen finden Sie jedoch auf der Handfläche.

Millimeterarbeit ist nicht erforderlich

Auf den ersten Blick kann die Vielzahl der Reflexzonen Verwirrung stiften. Die Hände richtig zu behandeln, müssen Sie erst lernen. Das Finden der Zonen fällt jedoch leichter, wenn Sie immer wieder daran denken, dass beide Hände gemeinsam ein Abbild des Körpers darstellen. Die Daumenrücken bilden dabei die Wirbelsäule. Auf der linken und rechten Handfläche sind die Organe ähnlich wie in Ihrem Körper platziert: Die Herzzone liegt auf der linken Hand, etwas seitlich neben der Wirbelsäulenzone. Die Leber befindet sich auf der rechten Hand.

Streng logisch lässt sich die Reflexzonenlehre nicht nachvollziehen, auch wenn manche räumlichen Entsprechungen zwischen Händen und Organen diesen Eindruck vermitteln. Eine wichtige Rolle spielen die von Experten gesammelten Erfahrungen und ihre Beobachtungen, wie bestimmte Reflexzonen auf die einzelnen Organe wirken.

Die Verdauungsorgane des Unterleibs haben auf dem untersten Teil beider Handflächen ihren Platz. Die ungefähre Ortung einer Zone genügt also, denn die Festlegungen beruhen auf Erfahrungen.

»Ist das alles überhaupt seriös?«

Wer sich von Reflexzonentherapeuten behandeln lässt oder verschiedene Bücher zu diesem Thema liest, muss feststellen: Nicht alle Fachleute legen für dieselben Körperteile auch dieselben Reflexzonen fest. Manche sehen die Magenzone mehr im Handzentrum, für andere liegt sie am Rand. Im Großen und Ganzen stimmen die Lagepläne der Experten allerdings überein. Die Gemeinsamkeiten sind viel größer als die Abweichungen. Doch mancher Laie fragt sich, wie zuverlässig die Reflexzonentherapie überhaupt ist. Erscheint es nicht allzu gewollt, die Hand als Spiegelbild des gesamten Körpers hinzustellen? Immerhin ist bewiesen, dass es auch im Gehirn feste Zonen für Körperregionen gibt, die wir wahrnehmen oder zu Bewegungen und Funktionen animieren. Neueren Forschungen zufolge befindet sich im Gehirn womöglich eine originalgetreue Miniatur des menschlichen Nervenkostüms – vielleicht sind Hände und Füße ein Spiegelbild davon.

Kritiker halten der Reflexzonentherapie und anderen Naturheilmethoden entgegen, dass viele ihrer Ideen nicht zu beweisen seien. Studien belegen jedoch, dass die Erfolge der Reflexzonentherapie kein Zufall sind.

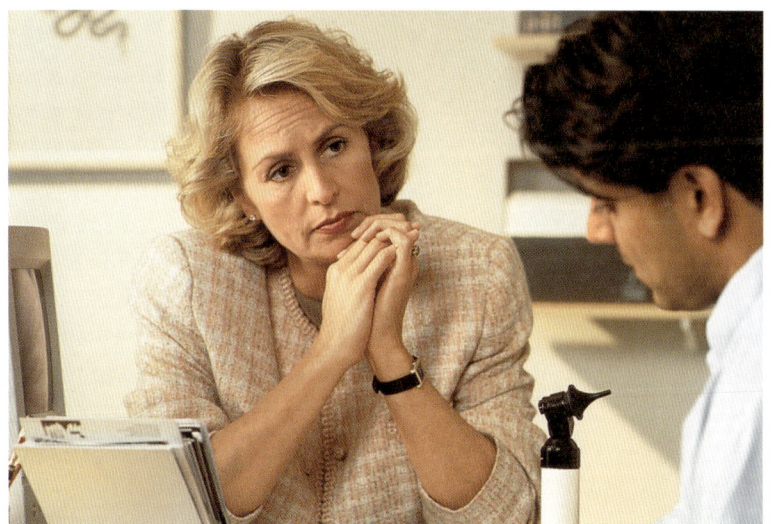

Auch wenn die Reflexzonentherapie im Wesentlichen eine Erfahrungsheilkunde und wissenschaftlich noch nicht bewiesen ist, bestreiten immer weniger Schulmediziner ihre Wirkung. In allen Zweifelsfällen lassen Sie sich von einem Reflexologen beraten.

Den Organen die Arbeit erleichtern

Anders als die Headschen Zonen sind die Reflexzonen an Händen und Füßen wissenschaftlich noch nicht erforscht. Hochkarätige Forscher geben ohnedies zu, über zahlreiche körperliche Prozesse noch kaum Bescheid zu wissen. So sind auch die Impulsbahnen des Nervensystems erst unzureichend geklärt. Außerdem gibt es Theorien über weitere elektrische Kommunikationswege im Körper.

Intensive Zusammenarbeit aller Körperbereiche

Gesundheit scheint davon abzuhängen, wie gut sich alle Körperbereiche verständigen. Wenn die Hand eine Zitrone auspresst, versuchen Kreislauf und Stoffwechsel ihr Kraft zu geben. Sehr unterschiedliche Zellstrukturen arbeiten dabei zusammen. Wahrscheinlich existieren im Körper noch sehr viel feinere Zusammenhänge, die sich selbst mit den heutigen Methoden der Wissenschaft schwer feststellen lassen. Fest steht nur, dass die Hände umfassend an unserem Leben beteiligt sind und mit Körper, Geist und Seele eng zusammenhängen.

Hände und Füße weisen den Weg

Die Reflexologen Kevin und Barbara Kunz beschreiben eine interessante Erklärung für die therapeutischen Erfolge. Hände und Füße sagen dem Körper ständig, welche Energie er bereitstellen muss. Sie ertasten, wie stark eine Straße ansteigt, wie fest der Nagel sitzt oder wie ein Gewicht angepackt werden muss. Von der folgenden Anstrengung des Körpers sind – etwa über den Kreislauf und Stoffwechsel – letztlich alle Organe betroffen. Ob der Organismus ökonomisch arbeitet, hängt von der Vielfalt der Informationen ab, die er von den Extremitäten erhält. Sinn der Reflexzonenbehandlung ist es nun, den Fortschritt nicht vom Zufall abhängig zu machen. Jede Massage verschafft tief gehende, nicht alltägliche Anregungen. Durch sie lernen die Organe, auf Signale besser zu reagieren. Der Körper übt sich darin, feinfühliger, angepasster und damit gesünder zu agieren.

Vielseitige Anforderungen sind für den Körper ebenso wie für den Geist wichtig, um seine Fähigkeiten zu trainieren und zu verbessern. Die Reflexzonenmassage trainiert das Nervensystem und die Körperzellen. Sie verarbeiten dabei intensive Eindrücke, was ihre Kommunikationsfähigkeit und gegenseitige Abstimmung schärft.

Vorstellungskraft als Heilmittel

Es gibt eine weitere faszinierende Ebene, auf der die Reflexzonenmassage Gutes bewirkt: die der persönlichen Vorstellungskraft. Sie lässt sich wissenschaftlich nur schwer messen, ihr positiver Effekt auf die Gesundheit ist aber klar belegt. Medikamente, die keinen Wirkstoff besitzen, können bekanntlich trotzdem heilen, wenn nur der Patient an ihre Wirksamkeit glaubt (Plazeboeffekt). Unsere bloße Einbildung beeinflusst und verändert reale Körperfunktionen. Eine jüngste Überprüfung des Phänomens bei asthmakranken Kindern ergab eine Verbesserung der Lungentätigkeit um 33 Prozent. Ein gezielter Einsatz der Vorstellungskraft stärkt das Immunsystem und wirkt krankhaften Prozessen entgegen (siehe dazu auch »Vertiefende und ergänzende Übungen«, Seite 86ff.).

Die Wirkung ist bewiesen

Vielleicht ist die Reflexzonenmassage ein besonders hilfreiches Mittel für die Vorstellungskraft. Wer bei der Massage der Magenzone an heilsame Wirkungen auf seinen Magen denkt, löst sie über sein Gehirn tatsächlich aus. Und die Wohltat, die an den Händen zu spüren ist, wird womöglich geistig auf andere Körperbereiche übertragen. Damit wäre die Reflexzonentherapie auch ein praktisches und systematisches Mittel, um Geist und Körper miteinander in Kontakt treten zu lassen. Doch Theorie hin, Theorie her – die Reflexzonenmassage wirkt, und das ist bewiesen.

Zwar wird über diese Behandlung weniger geforscht als über moderne Arzneien – denn die meisten Forschungsgelder stammen von großen Pharmakonzernen, die sich für natürliche Heilmethoden weniger interessieren –, doch es gibt genügend Erfahrungsberichte und Vergleichsstudien über die Reflexzonentherapie, die ihre Erfolge bezeugen – auch wenn sich Linderungen bei einzelnen Patienten weniger zuverlässig einstellen mögen als nach Einnahme eines Schmerzmedikaments. Dass die Reflexzonenmassage aber entspannt, ist so gut wie immer sicher.

Positives Denken fördert auch in der Reflexzonentherapie den Heilungsprozess. Glaubt der Betroffene an seine baldige Gesundung, wird er auch alles dafür tun, um die Ursachen seiner Erkrankung auszuschalten.

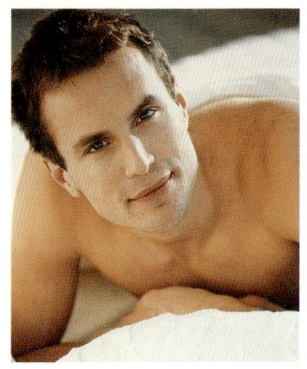

Die Reflexzonentherapie sorgt für wohltuende Entspannung.

Die Wirkung der Handreflexzonenmassage

Massagen besänftigen angespannte Muskeln und Nerven und harmonisieren Herzschlag, Blutdruck und Atmung. Nicht selten schlafen Menschen, die sich behandeln lassen, währenddessen ein. Das ist ein sehr gesunder Schlaf, und die Massage wirkt oft noch besser als im Wachzustand.

Nervenverbindungen

Neurologen unterscheiden im Wesentlichen zwei Funktionsbereiche des Nervensystems: das zentrale mit dem peripheren und das vegetative Nervensystem. Die Verarbeitung von Wahrnehmungen, das Denken und das bewusste Reagieren erfolgen mit Hilfe des zentralen Nervensystems. Alle Körperfunktionen, die automatisch und ohne unseren Willen ablaufen, steuert hingegen das vegetative Nervensystem, wie z. B. die Atmung, die Verdauung, den Herzschlag und den Stoffwechsel. Die peripheren Nervenzweige sind gewissermaßen der verlängerte Arm: Sie übermitteln Informationen von Körper und Umwelt an Rückenmark und Gehirn, und sie leiten Befehlsimpulse zu den Muskeln und Organen weiter. Im Leben sind diese Bereiche untrennbar verflochten. So animiert beispielsweise ein aufregender Gedanke (zentrales Nervensystem) zu schnellerem Herzschlag (vegetatives Nervensystem).

Gegenseitige Beeinflussung

Eine Reflexzonenbehandlung entspannt, weil sie beide Nervenbereiche – das zentrale und das vegetative – dämpft und zugleich die Verflechtungen nutzt. Die Massage der Hand signalisiert dem Verstand: Jetzt wird eine wohltuende Pause eingelegt. Diese Information gibt er

Wenn Sie sich massieren lassen und dabei einschlafen, brauchen Sie kein schlechtes Gewissen zu haben. Der Schlaf ist der beste Beweis für die tief greifende Wirkung der Massage – und vermutlich werden Sie sich auch für den Rest des Tages besonders ausgeschlafen und entspannt fühlen.

an die vegetativen Schaltkreise weiter – Kreislauf und Atmung beruhigen sich. Sie können aber auch von der Massage direkt angesprochen werden, wodurch ein ausgeglichenes Körpergefühl entsteht. Das wiederum verschafft dem zentralen Nervensystem Harmonie.

Was bedeutet Entspannung?

Während wir den Alltag bewältigen und Belastungen oder Stress erfahren, sind unsere Aufmerksamkeit und unsere Muskeln angespannt. Rasche Wahrnehmungen, Beurteilungen und Reaktionen werden gefordert. Der Organismus bündelt seine Kräfte, das vegetative Nervensystem sorgt für eine hohe Leistung von Organen und Stoffwechsel. Dafür vernachlässigt es andere Aufgaben – etwa die Regeneration von Zellgewebe oder die Verdauungsleistung. Bauch und Unterleib bekommen weniger Blut, damit Gehirn, Herz und Lunge besser versorgt werden können. Die Aufspaltung der Nahrung ist nicht so wichtig – sagt sich der Organismus –, wenn jetzt aktuelle Herausforderungen zu bestehen sind. So leiden Reisende beispielsweise häufig unter Verdauungsbeschwerden.

In der Ruhe liegt die Kraft

Die angespannte Aktivität oder Alarmbereitschaft des Körpers muss in einem guten Verhältnis zur Erholung stehen. Sonst werden Kreislauf und Atmung überreizt und die Verdauung nachhaltig gestört. Die Ursachen vieler Krankheiten liegen in zu viel Nervosität und zu vielen Sorgen. Wer sich ständig mit ihnen herumschlägt, verbraucht mehr Energie, als er bekommen kann. Zudem beeinträchtigen belastende Gedanken die automatische Regulierung unserer Organe und bringen sie aus der Balance. Schlaf oder Entspannung dagegen bauen die Gesundheit auf: Der Körper bekommt die Chance, sich um sich selbst zu kümmern. Das vegetative Nervensystem pflegt die Organe, statt sie zu fordern. Herzschlag und Atmung werden harmonisiert – wir können neue Kraft sammeln.

Gesundes Gleichgewicht entsteht nicht durch einen gleichbleibenden Zustand, sondern durch stetigen Wandel. Passive und aktive Kräfte müssen einander ergänzen, sich abwechseln und sich insgesamt die Waage halten. Die chinesische Heilkunde umschreibt dieses Wechselspiel mit dem berühmten Begriffspaar Yin und Yang.

Die Hektik des Alltags durchbrechen

Die Reflexzonenmassage fördert die heilenden Kräfte des Organismus, regt ihn zu Selbstschutz und Selbstheilung an. Diesen Effekt können Sie vertiefen, wenn Sie sich ganz auf die Behandlung besinnen. Denn deren Impulse sollten möglichst nicht durch ablenkende Alltagsgedanken blockiert werden. Allerdings bewirkt die Reflexzonenmassage nicht nur Entspannung – sondern sie braucht sie auch.

Der Wunsch nach einer heilsamen Massage entsteht allerdings oft gerade in belastenden Situationen: in stickigen, beengten Zugabteilen, am aufreibenden Arbeitsplatz, vor einem wichtigen Termin, bei plötzlichen Beschwerden. Auch zu Hause ist es nicht so einfach, Hektik und Probleme abzulegen. Hier wie dort kann man sich oft nicht so ohne weiteres aus dem Geschehen herausziehen. Versuchen Sie es trotzdem! Wertvoll sind dabei Entspannungsübungen. Die Übungen wirken nicht nur für den Augenblick – wer sie regelmäßig macht, wird insgesamt gelassener. In schwierigen Situationen können einfache Techniken dann auch kurzfristig helfen. Ebenso wirken sie vor jeder Reflexzonenmassage entspannend. Sie fördern unsere Besinnung auf uns selbst und verschaffen damit der Massagewirkung Einlass.

Eine gelassen-optimistische Einstellung regt das Immunsystem an und schützt vor der Zivilisationskrankheit Nummer eins: Herz-Kreislauf-Leiden. Neben falscher Ernährung, Bewegungsmangel und Giftstoffen begünstigen Ärger und Stress einen Herzinfarkt.

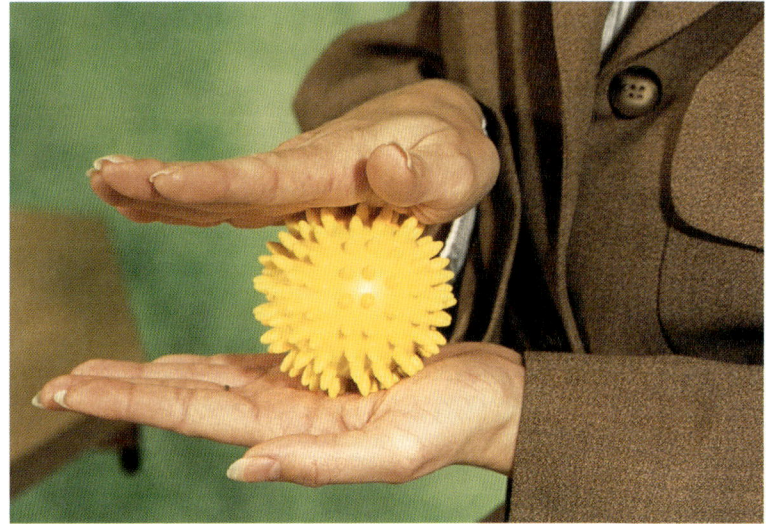

Der so genannte Igelball ist eine praktische Hilfe für die Stimulierung der Reflexzonen. Lesen Sie dazu auch »Schmerzfrei und beweglich mit dem Igelball« von Anja Senser, erschienen im Südwest Verlag.

Allgemeine Massagewirkungen

Wenn Sie sich bei der Massage entspannen können und danach ausgeglichener fühlen, war die Behandlung ein Erfolg. Die wesentlichen Ziele von Selbstbehandlungen sind die Steigerung und Erhaltung des persönlichen Wohlbefindens. Beides trägt viel zur Vorbeugung gegen Krankheiten oder zur Gesundung bei. Etliche Studien beweisen, wie stark ein ausgeglichenes Nervenkostüm die Krankheitsabwehr unterstützt. Daneben lösen Massagen konkrete Reaktionen im Organismus aus. So regen sie beispielsweise die Durchblutung an. Nicht nur die Hände können wärmer werden oder zu schwitzen beginnen, sondern auch andere Körperteile. Dies ist ein wünschenswerter Effekt, der den Sauerstofftransport verbessert, zur Entschlackung beiträgt und den Kreislauf reguliert. Außerdem bringen Massagen die Lymphgefäße in Schwung, die auch in den Händen reichlich vorhanden sind. Die Lymphe ist für den Abtransport von Abfallstoffen wichtig und enthält zudem Immunzellen, die Krankheitserreger bekämpfen. Das gesamte Selbstreinigungs- und Immunsystem wird durch Reflexzonenmassagen gefördert. Deutliche Anzeichen dafür sind, dass Sie nach oder während einer Massage husten müssen oder dass Ihre Nase läuft. Dann ist das Entsorgungssystem Ihrer Atmungsorgane in Bewegung geraten, es versucht sich von Schleim und Schlacken zu befreien. Als typische Reaktionen gelten auch eine verstärkte Verdauungstätigkeit oder getrübter Urin. Beides zeugt oft von verstärktem Bemühen des Körpers, Schadstoffe loszuwerden.

Die Reaktionen des Körpers beachten

Manchmal rufen die Behandlungen aber auch Unwohlsein hervor oder verstärken die vorhandenen Beschwerden, wie beispielsweise Kopfschmerzen oder Übelkeit. Diese Symptome können ebenfalls anzeigen, dass die Behandlung wirkt. Der Körper arbeitet, wird aufgewühlt, um sich danach besser als vorher zu ordnen. Im Zweifelsfall – oder wenn Sie sich zu sehr belastet fühlen – sollten Sie die Massage jedoch abbrechen.

Wenn die Entgiftung des Körpers auf Hochtouren läuft, sind Unruhe und unangenehme Symptome möglich. Schließlich geraten die Schlacken gehörig in Bewegung und müssen aus dem Organismus herausgeschleust werden. Schon bald aber werden Sie sich deutlich besser fühlen.

Erfolge bei diffusen Leiden

Für chronische oder wiederkehrende Schmerzen lassen sich oft keine Ursachen finden, weder mechanische Reize noch entzündliche oder andere Krankheitsprozesse. So genannte Phantomschmerzen sind aber keine Einbildung. Die moderne Schmerzforschung hat festgestellt: Nervenzellen, die Schmerzen weiterleiten, machen sich manchmal selbstständig. Eigentlich sollen sie den Körper vor akuten Bedrohungen warnen, um dann wieder Ruhe zu geben. Doch mitunter geraten sie durch biochemische Veränderungen aus dem Gleichgewicht. Manche Nervenzellen programmieren sich darauf, immer wieder ohne Grund Schmerzen auszulösen. Man spricht dann auch vom Schmerzgedächtnis der Zellen. Die Erforschung dieser Phänomene und ihrer Gegenmittel steckt noch in den Kinderschuhen. Klassische Schmerzmittel dämpfen das Leiden nur vorübergehend.

Die Erfahrungsmedizin betrachtet Körper und Seele meist im Zusammenhang und trennt die körperlichen Funktionen des Organismus nicht vom seelischen Befinden. Das qualifiziert sie besonders für die Behandlung psychosomatischer Leiden. Auch Selbstbehandlungen mit der Reflexzonenmassage sollten niemals nur als technische Aktion verstanden werden.

Anerkannte Wirksamkeit

Umso mehr Bedeutung kommt daher naturheilkundlichen Methoden und der so genannten Erfahrungsmedizin zu. Sie kümmert sich weniger als die moderne Wissenschaft um strenge Analysen. Dafür beobachtet sie – und probiert seit Jahrhunderten aus, was den Patienten gut tut. Die Wirksamkeit der uralten chinesischen Akupunktur und Akupressur ist z. B. von modernen Medizinern längst anerkannt: Durch Fingerdruck oder Nadelstiche werden körpereigene Schmerzmittel ausgeschüttet und Schmerzreize blockiert. In den Nervenbahnen verdrängen oder überlagern die Impulse der Behandlung die Impulse der Beschwerden. Der Erfolg ist oft verblüffend beständig. Ähnlich kann auch die Reflexzonenmassage helfen. Nicht nur bei chronischen Schmerzen, sondern bei allen körperlichen Leiden, für die sich keine körperliche Ursache finden lässt, werden damit Erfolge erzielt. Diese psychosomatischen oder funktionellen Krankheiten können sich durch Verdauungsstörungen, Muskelschmerzen, Rückenbeschwerden, Herzrhythmusstörungen, schwere Hautleiden u. v. a. äußern. Oft stecken seelische oder soziale Probleme dahinter.

Was vor einer Massage wichtig ist

▶ Wählen Sie einen ruhigen, sanft beleuchteten Raum oder einen geschützten Platz in der freien Natur ohne Zugluft.

▶ Achten Sie auf angenehme Temperaturen.

▶ Störungen durch andere Personen oder durch das Läuten des Telefons sollten möglichst ausgeschlossen sein.

▶ Beengende Kleidungsstücke lockern oder ablegen, insbesondere Gürtel! Schließlich sollen Energien zum Fließen gebracht werden.

▶ Sie sollten sich während der Massage wohl fühlen – egal ob Sie sitzen oder liegen. Vermeiden Sie eine verkrampfte und angespannte Körperhaltung.

▶ Entspannung fördert den Behandlungserfolg. Wenn Ihre Muskeln entkrampft und Kreislauf und Atmung ruhig sind, reagiert der Körper sensibler auf die Massage. Atmen Sie ohne Anstrengung einige Male tief durch, schließen Sie die Augen, und verfolgen Sie Ihren Atemrhythmus.

Gehen Sie nach einer Behandlung möglichst nicht sofort wieder zum Tagesgeschehen über. Am besten ist es, wenn Sie die Massage etwa zehn Minuten nachwirken lassen: Bleiben Sie einfach still sitzen oder liegen, und gönnen Sie sich etwas Ruhe.

Gegenanzeigen

Reflexzonenmassagen sind keine Mittel, um ernste Krankheiten zu behandeln. In diesem Fall ist der Rat eines Arztes unbedingt notwendig. Generell sollten die Massagen nicht angewendet werden bei:

▶ Störungen an den Händen, wie z. B. bei Vereiterungen, Rötungen, Schwellungen, Exzemen oder anderen Beschwerden

▶ Inneren Verletzungen, z. B. Zerrungen

▶ Schweren Infektionen, Entzündungen und hohem Fieber; Massagen können hier u. a. deshalb gefährlich sein, weil sie den Körper zusätzlich »aufheizen« und Krankheitsherde nähren

▶ Venenentzündungen, Thrombose- und Blutgerinnungsgefahr

▶ Menschen, die einen Herzschrittmacher tragen

▶ (Risiko-)Schwangerschaften

▶ Schweren psychischen Störungen

▶ Erkrankungen, die eine sofortige medizinische Versorgung erfordern oder einer Operation bedürfen

Während einer Schwangerschaft muss der behandelnde Arzt »grünes Licht« für die Anwendung der Reflexzonenmassage geben. Bei Risikoschwangerschaften ist die Reflexzonentherapie jedoch generell nicht angebracht.

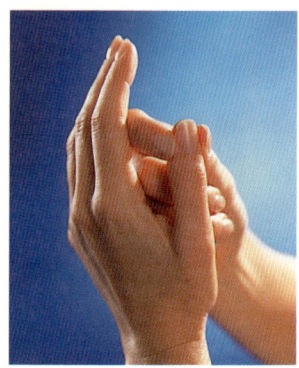

Die Selbstmassage der Hände ist einfach zu erlernen.

Techniken und Tipps

Bei der Reflexzonenmassage gehört der Weg bereits zum Ziel. Deshalb ist es nicht hilfreich, sich während der Behandlung ständig zu beobachten und zu denken: »Ich massiere jetzt schon ein paar Minuten meine Hände, um mich besser zu fühlen. Wann passiert endlich etwas?« Diese Einstellung behindert den Massageerfolg. Besser ist es, wenn Sie sich der Massage völlig hingeben können. Diese Genügsamkeit erhöht die Intensität, denn die Wirkung stellt sich am ehesten dann ein, wenn man gerade nicht daran denkt.

Behandlungsmethoden

Bei einer Selbstbehandlung behandelt die eine Hand abwechselnd die andere. Die Massage übernimmt vor allem der Daumen, doch an der Therapie ist die ganze Hand beteiligt. Der Daumen ist besonders kräftig und kann den so genannten Umgriffdruck ausüben. Die anderen Handteile dienen als Unterlage oder Stütze für das Behandlungsgebiet. Wer bei der Selbstmassage behutsam vorgeht und sich nach der eigenen Intuition richtet, kann wenig falsch machen.

Was es bei einer Massage zu beachten gilt

▶ Auf die Haut und damit auf den Körper soll effektiv eingewirkt werden, aber ohne sie zu reizen, zu überfordern oder gar zu schädigen. Ebenso sollen Organbereiche kein Übermaß an reflektorischen Signalen erhalten.

▶ Auch die massierende Hand ist zu schonen. Während sie massiert, müssen Überlastungen vermieden werden, die zu Beschwerden an Muskeln, Sehnen oder Gelenken führen könnten. Mit zunehmendem Training wird den beanspruchten Körperteilen die Arbeit aber immer leichter fallen.

Damit bei der Massage keine Verletzungen verursacht werden, sollte man die Fingernägel entsprechend kurz geschnitten haben und Handschmuck oder auch eine Armbanduhr ablegen.

26

▶ Wer ungeübt ist, sollte seine Hände umsichtig an die neue Beanspruchung gewöhnen. Also massieren Sie lieber weniger als zu viel. Bei Spannungsgefühlen oder Schmerzen sollten Sie aufhören.

▶ Die Massage sollte regelmäßig angewendet werden.

▶ Auf jeden Fall werden identische Reflexzonen abwechselnd – erst auf der einen, dann auf der anderen Hand – massiert.

▶ Allgemein ist zu empfehlen, zuerst die rechte Hand zu behandeln.

Das Aufwärmtraining sollte Voraussetzung sein

Lockere, warme Hände können besser massieren und sind auch empfänglicher für die Massage. Streichen, kreisen und reiben Sie sanft über Ihre Hände. Ziehen Sie von unten nach oben sachte an Ihren Fingerknöcheln. Betasten und drücken Sie die Gelenke und alle anderen Regionen zwischen Handgelenk und Fingerspitzen – nicht nur, um sie zu entspannen und geschmeidig zu machen; es geht auch darum, ein Gefühl für ihre Formen, Knochen, Sehnen und Muskeln zu entwickeln. Reiben Sie Ihre Handflächen kräftig aneinander. Chinesische Heilkundler sehen in diesem simplen Vorgang nicht einfach eine mechanische Anregung der Durchblutung. Nach ihrer Vorstellung gelangt durch die Reibung die Lebensenergie Qi (gesprochen: tschi) in unsere Handflächen. Sie wird als Quelle der Vitalität angesehen, die sich von den Händen auf das behandelte Gebiet überträgt.

Trauen Sie Ihrem Gefühl

Welche Druckstärke bei der Massage richtig ist, lässt sich nicht allgemein festlegen. Sie hängt u. a. vom persönlichen Befinden und von der Beschaffenheit der Hände ab. Wenn Sie zu grob arbeiten, werden sich die Handgewebe sträuben und Überlastung signalisieren.
Hilfreich ist folgende Vorstellung: Die arbeitende und die behandelte Hand führen miteinander ein Gespräch, bei dem sich beide über die Massage verständigen. Keine hat allein das Sagen und zwingt der anderen ihren Willen auf. Indem beide versuchen, aufeinander einzugehen, ergibt sich die Heilwirkung.

Das Gute an der Selbstbehandlung ist, dass die Hände wechselweise durch aktive Arbeit und passiven Massagegenuss gefördert werden. Das sorgt für eine gute Blutzirkulation und verhindert außerdem Verkrampfungen.

Manche Meister der traditionellen chinesischen Medizin (TCM) sollen durch das Qi ihrer Hände Krankheitssymptome erkennen und kurieren können – teilweise sogar ohne den Patienten zu berühren.

Die Raupentechnik

Diese wichtige Massagetechnik erlaubt eine schonende und tief gehende Behandlung.

▶ Der Daumen der Arbeitshand liegt auf der zu behandelnden Reflexzone der anderen Hand. Diese wird von unten durch die anderen Finger und die Handfläche abgestützt. Nun beugen Sie langsam das oberste Daumenglied der ausführenden Hand. Die Daumenkuppe drückt gegen das Behandlungsgebiet. Das erste Daumenglied stellt sich auf, und die Arbeitshand schiebt sich dabei automatisch nach vorn. Das erste Glied bildet fast einen rechten Winkel zum zweiten Daumenglied, welches parallel über dem Behandlungsgebiet steht.

▶ Machen Sie Ihren Daumen nun wieder »lang«, indem Sie das obere Daumenglied nach vorn strecken. Heben Sie dabei den Daumen nicht von der Haut ab!

▶ Die Daumenkuppe gleitet nun über die Reflexzone. Legen Sie das Daumenglied wiederum flach auf die zu behandelnde Stelle, ohne das Gelenk durchzudrücken. Dann bilden Sie wieder einen rechten Winkel, um mit der Massage fortzufahren.

▶ Achten Sie immer darauf, dass der Daumen gut abgestützt wird, damit er durch die Massagearbeit nicht schmerzt. Gestützt wird er beispielsweise durch den großen Daumenballen, der an der zu behandelnden Hand aufliegt, oder durch den Umgriffdruck der anderen Finger, die sich um die »Patientenhand« legen. Während die Massage fortgeführt wird, sollte immer eine entlastende und stabile Grifftechnik gewählt werden.

▶ Massieren Sie gleichmäßig und gefühlvoll. Erspüren Sie jeden Millimeter der Hand! Das Massieren ähnelt dem Streicheln, bei dem man auch keine ruckartigen, abrupten Bewegungen macht, sondern harmonisch vorangleitet und jede Stelle genau wahrnimmt. Wenn der Daumen die behandelten Bereiche sprichwörtlich erfasst, sie beim Massieren zugleich betastet und erspürt, gelingt die Behandlung, und eine baldige Linderung der Beschwerden ist zu spüren.

Das wichtigste Ziel ist, Kontakt mit dem Körper aufzunehmen und sich wohltuend um ihn zu kümmern.

Der Erfolg von Reflexzonenbehandlungen an den Händen hängt mit deren großer Sensibilität zusammen. Sinn einer Massage ist nicht nur, Signale auszusenden, sondern auch, ihnen nachzuspüren. Häufig treten in ganz anderen Körperteilen Reaktionen, wie etwa ein angenehmes Kribbeln, auf.

Auf Zusammenhänge eingehen

Bei der Raupentechnik sorgt das abwechselnde Drücken und Lösen des Daumens – oder seine Be- und Entlastung – für eine harmonische Behandlung. Sie fixieren dabei nicht einen festen Punkt, sondern schreiten stetig voran. Dies entspricht wichtigen Grundgedanken der Reflexologie und anderen Naturheillehren: Für Gesundheit oder Krankheit ist niemals ein Körperteil allein verantwortlich. Denn alle sind miteinander verbunden und gemeinsam in den Organismus integriert. Der Daumen bewegt sich bei dieser Massagetechnik in einem ebenso fließenden Auf und Ab, wie sich auch die Energien im Körper bewegen. Selbst wenn nur ein Organ Krankheitssymptome zeigt, können andere die Störung auslösen oder heilend beeinflussen. So lassen sich beispielsweise Störungen bei Hormondrüsen häufig durch das Angehen seelischer Probleme bewältigen.

Damit Massagen ganzheitlich erfrischen oder helfen, werden entweder sämtliche Reflexzonen massiert oder solche, die eng zusammenhängen. Wenn konkrete Leiden gelindert werden sollen, richtet sich die Behandlung nach der Frage, welche Reflexzonenkombinationen einen günstigen Einfluss haben können.

Welche Organe an einer Krankheit beteiligt sind, lässt sich nur durch eine ärztliche Diagnose feststellen. Zur Vorbeugung oder bei überschaubaren, leichten Beschwerden ist es aber nützlich, bestimmte Funktionskreise zu stärken.

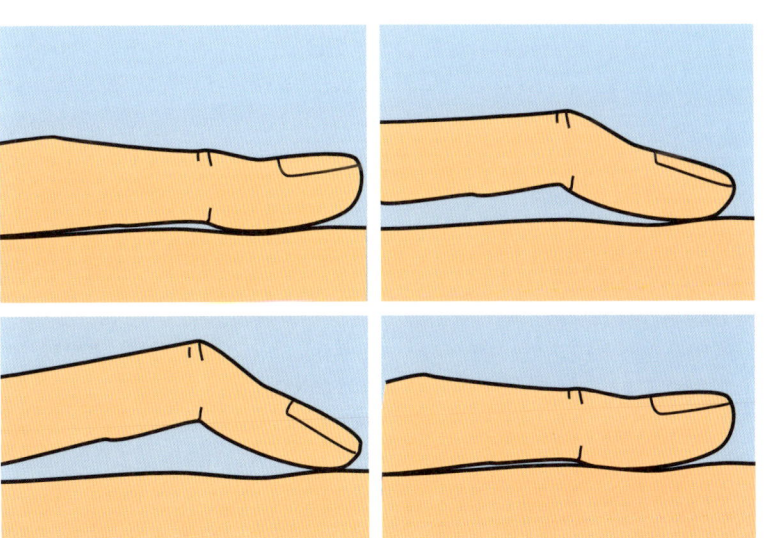

Die Raupentechnik zeichnet sich durch Beugen und Strecken der Daumenglieder aus. Der Daumen wird dabei nie ganz von der zu massierenden Handzone abgehoben.

Wenn die Hände rebellieren

Nicht selten ruft eine Massage plötzlich Schmerzen oder andere unangenehme Symptome hervor, obwohl Sie behutsam vorgegangen sind. Die Beschwerden treten auf, wenn Sie Druck auf eine spezielle Region ausüben. Nach Auffassung der Reflexologie könnten Sie einen wunden Punkt Ihrer Gesundheit getroffen haben:

▶ Die Massage bestimmter Reflexzonen erzeugt Spannungsgefühle, Juckreiz, ein taubes, ziehendes oder bohrendes Empfinden, Schmerz oder ungewöhnliche Verfärbungen.

▶ Bei der Massage werden Unebenheiten der Haut spürbar, etwa kleine Erhebungen, Knötchen, Körnchen o. Ä.

Oft lassen sich bei der Massage körperliche Störungen aufspüren, die sich noch nicht als Krankheit bemerkbar machen. So wird ein frühzeitiges Eingreifen möglich. Es kann sich zeigen, dass für die Leiden eines Körperteils ein ganz anderer verantwortlich ist. So kann z. B. jemand unter Kopfschmerzen leiden, weist aber empfindliche Rückenzonen auf. Verspannungen an der Wirbelsäule sind womöglich für die Schmerzen verantwortlich.

Reflexzonendiagnosen sollten aber nur ergänzend zu schulmedizinischen Untersuchungen herangezogen werden. Die Gefahr, dass ein Reflexologe Befunde übersieht oder falsch deutet, ist zu groß.

Alle ungewöhnlichen Symptome sind für erfahrene Therapeuten aufschlussreich. Auch Hautirritationen, wie z. B. Pickel, Warzen und Verhornungen, sowie Verfärbungen oder Verformungen der Fingernägel können mit organischen Problemen in Verbindung gebracht werden.

Der Beruhigungsgriff

Unser Nervensystem wird durch kurze Impulse eher angeregt und durch anhaltende Eindrücke beruhigt. Letztere können helfen, auf schmerzhafte Empfindungen in der Hand einzugehen, also die verantwortlichen Nervenbahnen und »angeschlossene« Körperbereiche zu harmonisieren. Beim Beruhigungsgriff bewegt sich der Daumen nicht. Seine Kuppe verharrt auf der empfindlichen Reflexzone und übt stetigen, jedoch sorgfältig abgestimmten Druck etwa ein bis drei Minuten lang aus. Oft löst sich der Schmerz dann auf. Laien sollten den Beruhigungsgriff aber nur bei leichteren Störungen anwenden.

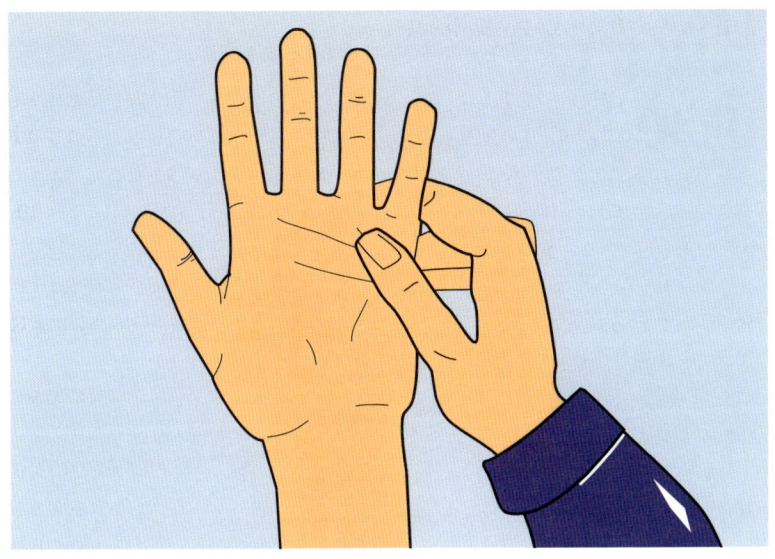

Für den Beruhigungsgriff bei akuten Schmerzen übt der Daumen ca. ein bis drei Minuten lang vorsichtig Druck auf die entsprechende Reflexzone aus. Nach etwa 20 Sekunden sollte ein erstes Nachlassen des Schmerzes zu spüren sein.

Die Partnermassage

Heilsame Effekte erzielen Selbstbehandlungen genauso wie Partnermassagen. Wer sich massieren lässt, kann sich ganz der Behandlung hingeben und leichter entspannen. Auch wirken die Berührungen anderer oft intensiver als die eigenen.

Im Prinzip gilt für die Partnermassage dasselbe wie für die Selbstbehandlung. Die Hände des Massierenden sollten warm und gut durchblutet sein. Zu Beginn der Behandlung sollte man sanft über die Haut des Partners streichen und sie leicht kneten. Während der Massage steht das Wohlbefinden des »Patienten« im Vordergrund. Er sollte sagen, wenn ihm Handgriffe unangenehm sind oder er Schmerzen verspürt, und der Masseur sollte nichts tun, was der Partner als störend empfindet. Zum Abschluss der Behandlung sollte man wieder sanft über die Haut streichen.

Eine beliebte Abschlussübung ist die »Sandwichstreichung«: Der Masseur streicht mit der einen Hand über die Handfläche des »Patienten« aufwärts zum Handgelenk. Gleichzeitig streicht er mit der anderen Hand vom Handgelenk in Richtung Finger.

Auch der Masseur selbst sollte sich während der Massage entspannt und wohl fühlen und Spaß an der Massage haben.

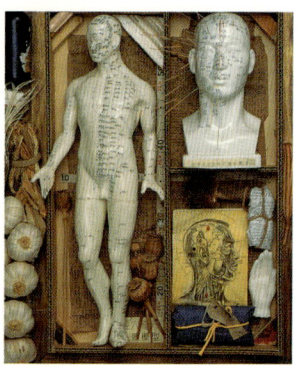

Ziel der Handreflexzonen-massage ist eine Harmonisierung des Energieflusses im gesamten Organismus.

Körperzonen und ihre Behandlung

Die Reflexzonen auf der Hand können in mehrere Behandlungsbereiche – ähnlich den Körperbereichen – unterteilt werden (siehe dazu auch »Grundlagen der Handreflexzonenmassage«, Seite 10ff.). So gibt es Kopf-, Rücken-, Brust- und Bauch-, Verdauungs- oder Beckenzonen. Dies dient nicht nur der Vereinfachung, sondern strukturiert auch die Massage. Denn bei der Reflexzonenmassage sollen nicht einzelne Organe, sondern zusammenhängende Funktionen behandelt werden. Als Faustregel gilt: Zonen für Körperteile, die eng zusammenliegen oder -arbeiten, werden nacheinander massiert.

Ganz nach Bedarf

Die Massagen sollten in Richtung Handgelenk ausgeführt werden, um die Blut- und Lymphzirkulation zu fördern. Größere Behandlungsgebiete werden systematisch entweder senkrecht von oben nach unten massiert – oder man behandelt einen Querstreifen nach dem anderen von oben nach unten.

Wenn Sie eine »Ganzkörpermassage« machen wollen, sollten Sie bei den Kopfzonen beginnen, um schrittweise bis zu den Beckenzonen zu gelangen. Wenn Sie weniger Zeit haben, wählen Sie nur einen Bereich, den Sie auffrischen wollen; manchmal bieten sich dabei Zonen aus anderen Bereichen zur Ergänzung an. Denn es sind ja nicht nur benachbarte Organe funktionell miteinander verstrickt; auch die Wechselwirkung zwischen weit voneinander entfernt liegenden Körperbereichen gilt es zu berücksichtigen (siehe dazu auch »Alltagsbeschwerden wegmassieren«, Seite 62ff.).

Die folgenden Beschreibungen der einzelnen Zonen erleichtern Ihnen eine Orientierung auf Ihren Händen, mit dem Ziel einer ganzheitlichen Erholung und Vorbeugung durch gezielte Anwendungen. Zuerst wird die Lage des jeweiligen Reflexzonenbereichs beschrieben, und daran anschließend wird erklärt, welche einzelnen Körperteile darin vertreten sind. Diese Körpersegmente werden mit ihren Aufgaben und Funktionen im Detail beschrieben. Schließlich folgen praktische Anleitungen für die Massage.

Kopfzonen und obere Lymphgefäße

Auf den Endgliedern der fünf Finger beider Handflächen liegen die Reflexzonen für die Körperbereiche Kopf und Hals. Dazu gehören das Gehirn, die Hypophyse (Hirnanhangsdrüse) und der Hals-Nasen-Rachen-Raum, die Schilddrüse, die Augen, die Ohren und die oberen Lymphgefäße.

Gehirn

▶ **Lage:** Auf beiden Handflächen befindet sich jeweils auf der Daumenkuppe die Zone für die Schädeldecke. Daran anschließend erstreckt sich die Gehirnzone bis zum Ende des ersten Daumenglieds.

▶ **Funktion:** Das Gehirn kommuniziert über Nervenbahnen mit dem gesamten Körper. Die etwa eineinhalb Kilogramm schwere, gallertartige Substanz des Gehirns empfängt Sinneseindrücke, weckt Gefühle oder verschafft räumliche Orientierung. Sie ist also für das Denken, die Sprache und die Gefühle zuständig und sorgt für unbewusste Organfunktionen und willentliche Bewegungen.

Verschiedene Bereiche

Die Hirnforschung erkennt immer genauer, welche Gehirnbereiche für welche Aufgaben zuständig sind. Diese Bereiche führen aber kein Eigenleben, sondern bilden eine kreative Gemeinschaft. In der linken Gehirnhälfte sind vor allem unsere analytischen und sprachlichen, in der rechten Gehirnhälfte die phantasievollen und emotionalen Fähigkeiten angesiedelt. Nach der Beschädigung von Gehirnbereichen können andere Zellen diese Aufgaben übernehmen. Erinnerungen speichert unser Denkapparat generell an zahlreichen Orten.

Im Alltag neigen wir leicht zu einseitigen Denkgewohnheiten. So beißen wir uns beispielsweise immer wieder an Problemen fest, die aber durch den prinzipiell stets gleichen Denkansatz nicht zu lösen sind. Vielseitiges Denken hilft, Zusammenhänge zu erkennen. Auch die Reflexzonenmassage trägt dazu bei.

Durch das sanfte Kreisen der Daumen in ihren Grundgelenken können auch Bewegungseinschränkungen des Kopfs, z. B. bei Verspannungen, behandelt werden.

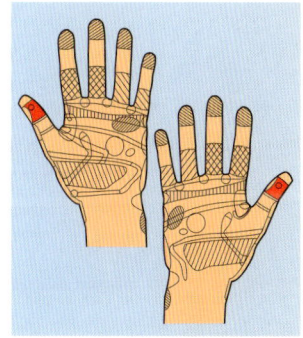

Die Lage der Gehirnzonen

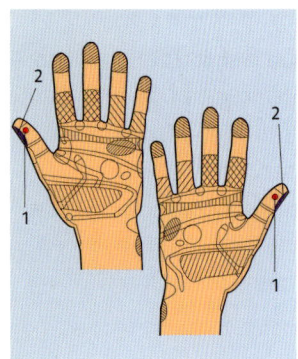

1 Hypophyse
2 Nasen und Rachen

Hypophyse (Hirnanhangsdrüse)

▶ **Lage:** auf der Handfläche in der Mitte der Gehirnzone – unmittelbar auf der höchsten Erhebung des Daumens

▶ **Funktion:** Die Hypophyse ist eine erbsengroße Hormondrüse an der Gehirnbasis. Hormone steuern als Botenstoffe entscheidende Lebensvorgänge. Sie werden von Drüsenorganen produziert, um dann über den Blutkreislauf zu ihren Wirkorten zu gelangen.

Die wichtigsten Hormondrüsen sind neben der Hypophyse die Schilddrüse mit ihren Nebenschilddrüsen, die Bauchspeicheldrüse und die Nebennieren. Die Hormone der Hypophyse sind am körperlichen Wachstum, an der Geschlechtsreifung und an der sexuellen Aktivität des Menschen beteiligt, sie regeln die Körpertemperatur und den Wasserhaushalt. Außerdem steuern sie die anderen Hormondrüsen: Je nach Bedarf verschickt die Hypophyse Botenstoffe, die den Drüsen mitteilen, welche und wie viele Hormone sie produzieren sollen. Das Hormonsystem hat also einen komplexen Einfluss auf unsere Vitalität und sorgt für die eigene und damit in vielerlei Hinsicht auch für die gesamte Balance des Menschen.

Nase und Rachen

▶ **Lage:** Die Zonen von Nase und Rachen verlaufen über die von der Hand abgewandte Kante des oberen Daumenglieds. Sie reichen seitlich am Nagel vorbei bis zur Daumenspitze.

▶ **Funktion:** Über Nase und Rachen gelangen unzählige Stoffe der Außenwelt in unseren Körper. Lebenswichtig sind dabei Sauerstoff, Flüssigkeit und Nahrung. Damit einher gehen allerdings Schmutzpartikel, Giftstoffe und Krankheitserreger.

Die Nase filtert dabei Staubpartikel und Fremdstoffe durch die in der Nase befindlichen Härchen aus der Luft heraus. Im Rachen sorgen Rachen-, Gaumen- und Zungenmandeln dafür, dass Krankheitserreger nicht eindringen können.

Massagen beeinflussen das Gehirn auf mehreren Ebenen. Die pflegenden Berührungen entfernen uns vom Alltagsgeschehen und von hartnäckig kreisenden Gedanken. Danach eröffnen sich häufig neue geistige Perspektiven.

Schilddrüse

▶ **Lage:** auf der Handfläche; die etwa fingerbreite Zone umrundet den Daumen oberhalb seines Grundgelenks

▶ **Funktion:** Die Schilddrüse sitzt unterhalb des Kehlkopfs. Ihre Hormone regeln Wachstum, Stoffwechsel und Energiehaushalt des Körpers, außerdem nimmt sie Einfluss auf die Herztätigkeit. Eine überaktive Schilddrüse »überhitzt« den Stoffwechsel – wodurch auch das Nervensystem und das Herz hyperaktiv werden. Die dabei auftretenden Symptome sind Nervosität, Schweißausbrüche und starke Gewichtsabnahme sowie eine Vergrößerung der Schilddrüse (Kropfbildung). Bei einer Unterfunktion verlangsamen sich hingegen die Lebensvorgänge.

Die Schilddrüse ist lebenswichtig. Für ihre Arbeit braucht sie Jod. Bekommt sie zu wenig, können Störungen und Vergrößerungen des Organs auftreten (Kropf).

Stirn- und Kieferhöhlen

▶ **Lage:** auf beiden Handflächen jeweils auf den obersten Gliedern von Zeige-, Mittel-, Ring- und kleinem Finger

▶ **Funktion:** Die Stirn- und Kieferhöhlen sind kleine Einbuchtungen der Kopfknochen. Sie können infolge von Infektionen verstopfen und schwer wiegende, schmerzhafte Entzündungen hervorrufen. In diesem Fall sind meist Antibiotika nötig.

Augen

▶ **Lage:** Sie erstrecken sich auf beiden Handflächen über die untersten Glieder von Zeige- und Mittelfinger.

▶ **Funktion:** Unsere Augen sind die Empfangsstation oder Kamera für visuelle Reize. Das eigentliche Sehen findet im Gehirn statt. Durch das Auge fallen Lichtstrahlen ein, die durch die Augenlinse erfasst und gebündelt werden. Die Iris mit der Pupille funktioniert dabei wie eine Blende. Die bewegliche Linse konzentriert die Lichtstrahlen so fein,

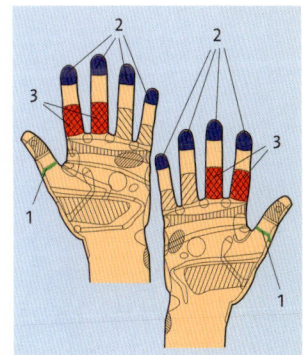

1 *Schilddrüse*
2 *Stirn- und Kieferhöhlen*
3 *Augen*

dass wir scharf sehen können. Die Lichtstrahlen werden auf der Netzhaut in nervliche Impulse umgewandelt, zum Gehirn weitergeleitet und dort verarbeitet. Wird das Bild vom Augenapparat nicht mehr optimal konzentriert, wirkt es verschwommen. Bei Kurzsichtigkeit bündeln sich die Lichtstrahlen bereits vor der Linse, bei Weitsichtigkeit erst dahinter. Bedrohliche Augenleiden sind eine Trübung der Linse (»grauer Star«) oder ein zu hoher Innendruck des Auges (»grüner Star«), der das empfindliche Organ schädigt.

Ohren

▶ **Lage:** auf beiden Handflächen jeweils auf den unteren Gliedern von kleinem Finger und Ringfinger

▶ **Funktion:** Das Ohr versorgt über komplizierte Mechanismen Sinneszellen mit Hörimpulsen. Schallwellen sorgen für Druckveränderungen, die im Innenohr in akustische Signale übersetzt werden. Das Gehirn versteht sie als Laute. Verstopfungen des Ohrs, starker Lärm oder eine Schwerfälligkeit der Gehörknöchelchen können zur Schwerhörigkeit führen. Letztere ist vor allem mit zunehmendem Alter ein Problem. Der Hörsturz ist eine akute Störung des Organs, oft infolge von Stress. Eine umgehende Behandlung ist wichtig, damit keine Zellen absterben und bleibender Schaden entsteht.

Quälende Ohrgeräusche – der so genannte Tinnitus – können auch mit Kreislaufproblemen zusammenhängen: Das Ohr nimmt den gestressten Puls des eigenen Körpers wahr. Wenn der Arzt keine organischen Defekte erkennt, ist eine Reflexzonenbehandlung unbedingt lohnenswert.

Obere Lymphgefäße

▶ **Lage:** Sie belegen die Zwischenräume und »Schwimmhäute« aller Finger und beziehen sich auf das gesamte Lymphsystem oberhalb des Beckens. Die Milz besitzt allerdings ihre eigene Reflexzone. Sie ist ebenso ein Lymphorgan wie die Mandeln oder der Blinddarm.

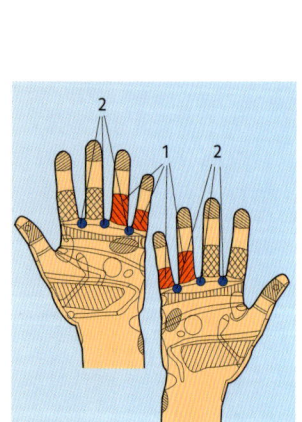

1 Ohren
2 Obere Lymphgefäße

▶ **Funktion:** Lymphgefäße durchziehen den ganzen Körper. Sie bilden ein ähnlich verzweigtes Netz wie die Blutbahnen und arbeiten eng mit ihnen zusammen. Die Lymphflüssigkeit (Lymphe) sammelt sich in den Lymphgefäßen und ist für den Stoffaustausch der Zellen, die Versorgung der Zellen und den Transport von Abfallstoffen notwendig. Sie enthält Eiweiße, Fette, Schadstoffe und Keime sowie weiße Blutkörperchen (Leukozyten). Besonders abwehrkräftige Leukozyten sind die Lymphozyten; sie sammeln sich in den Lymphknoten und den lymphatischen Organen, um dort Krankheitserreger unschädlich zu machen.

Anregung ist wichtig

Anders als Arterien und Venen besitzen die Lymphgefäße keinen eigenen Antrieb. Damit die Lymphe in Fluss bleibt, braucht sie die Anregung durch umgebende Gewebe, wie z. B. durch die Bewegung der Muskeln. Deshalb kommt die Lymphflüssigkeit nur langsam voran und gerät leicht ins Stocken. Massagen halten sie in Schwung.

Die Massage der Kopf- und obere Lymphgefäßzonen

▶ Nach dem Aufwärmtraining (siehe Seite 27) beginnen Sie mit der Massage des rechten Daumens: Auf seinen Fingernagel legen Sie den Arbeitsdaumen der linken Hand, deren Zeigefinger liegt zur Stütze auf der anderen Seite. Streichen Sie nun mit dem Arbeitsdaumen mehrmals bis zum Grundgelenk des rechten Daumens hinab.

▶ Legen Sie nun die linke Hand locker in die rechte Hand, und massieren Sie den rechten Daumen von oben bis unten mit kreisenden Bewegungen der Fingerkuppen von Daumen und Zeigefinger der Arbeitshand. Die Gehirnzone auf dem obersten Daumenglied, die Hypophyse in dessen Mitte, die Nasen-Rachen-Zone (auf dem oberen Daumenglied) und die Schilddrüsenzone können Sie anschließend noch mit dem Zeigefinger sanft streichen.

▶ Auch der Nasen-Rachen- sowie der Schilddrüsenbereich auf dem ersten Glied der Daumeninnenseite werden mit Daumen und Zeigefinger behandelt.

Lymphdrainagen sind Spezialmassagen, die den Fluss der Lymphflüssigkeit örtlich anregen und Stauungen gezielt auflösen. Die Reflexzonenmassage wirkt sowohl örtlich (an den Händen) wie reflektorisch (an den einzelnen Lymphgefäßen) auf den Lymphkreislauf ein.

▼ Massieren Sie auf die gleiche Weise den Daumen der linken Hand.

▼ Gehen Sie anschließend auf die Augen- und Ohrenzonen ein. Beginnen Sie wieder mit der rechten Hand. Der Zeigefinger der Arbeitshand stützt das jeweilige Behandlungsgebiet von unten ab. Der Daumen übernimmt die Arbeit. Im Raupengang bewegt er sich senkrecht über die Glieder der Zeige- und Mittelfinger (Nebenhöhlen- und Augenzonen) und über die Ring- und kleinen Finger (Nebenhöhlen- und Ohrenzonen). Wechseln Sie die Hand.

▼ Zum Schluss formen Sie Zeigefinger und Daumen wie eine Pinzette. Mit dieser Pinzette greifen Sie zwischen Ihre Finger und gleiten mit sanftem Druck nach oben über die »Schwimmhäute« (obere Lymphgefäße) hinweg. Die Zwischenräume behandeln Sie wieder abwechselnd an beiden Händen.

Wenn Sie die Massage nun beenden wollen, sollten Sie ein paar beruhigende, langsame Streichungen ausführen. Sie können die Hände auch reiben, um sie mit neuer Energie aufzuladen.

Im Prinzip sollten alle Rückgratzonen fließend nacheinander massiert werden. Bei Beschwerden in einem bestimmten Bereich, z. B. bei Verspannungen an der Lendenwirbelsäule, kann eine zusätzliche Spezialbehandlung dieser Zone hilfreich sein. Gehen Sie mehrmals im Raupengang über sie hinweg, und konzentrieren Sie sich auf die Wirkung.

Wirbelsäulenzonen

Die Reflexzonen für den gesamten Bereich der Wirbelsäule reichen auf beiden Händen über die Daumenrücken bis zu den Handwurzeln. Die Zonen für die Halswirbel, die Brustwirbel, die Lendenwirbel sowie für das Kreuz- und Steißbein gehen fließend ineinander über.

Halswirbel

▶ **Lage:** Sie nehmen den gesamten Daumenrücken ein und erstrecken sich unterhalb des Daumennagels bis zum Mittelgelenk.

Brustwirbel

▶ **Lage:** Die Brustwirbelzonen schließen an die Halswirbelzonen an. Sie liegen also ebenfalls auf dem Daumenrücken, beginnen auf dem oberen Daumengelenk und enden unterhalb des Grundgelenks.

Lendenwirbel

▶ **Lage:** Die Lendenwirbel schließen zwischen Handrücken und Handfläche an die Brustwirbelzonen an. Sie beginnen also am Grundgelenk des Daumens. Etwa einen Finger breit oberhalb des Handgelenks gehen sie in die Zonen für Kreuzbein und Steißbein über.

▶ **Funktion:** Die Wirbelsäule ist das tragende Grundgerüst des Körpers und Zentrum unseres Bewegungsapparats. Durch sie können wir aufrecht gehen. Ihre Gelenke, Bänder, Puffer und Muskeln machen sie biegsam und sehr belastbar. Innerhalb der Wirbelsäule verläuft das Rückenmark, dessen Nervenfasern die Verbindung und damit die Kommunikation zwischen Gehirn und Organismus herstellen. Die hohe, ständige Beanspruchung der Wirbelsäule macht sie allerdings anfällig für Abnutzungserscheinungen, z. B. an den Bandscheiben. Die Bandscheiben sind die Stützpolster zwischen den einzelnen Wirbeln. Ihre von Knorpeln umgebene Gallertmasse sorgt für harmonische Übergänge, dämpft Druck und Belastung.

Wenn Bewegung zur Qual wird

Verspannungen oder beschädigte Bandscheiben ziehen alle Nervenfasern in Mitleidenschaft, denn dem Rückenmark entspringt das Nervengeflecht des gesamten Körpers. Die Folgen sind starke Schmerzen, Taubheitsgefühle oder Lähmungserscheinungen. Zur Vorbeugung oder Linderung leichter Beschwerden ist die Reflexzonenmassage ein gutes Mittel – nicht zuletzt deshalb, weil Rückenleiden oft mit psychischen Verspannungen zusammenhängen.

Die einzelnen Bereiche und ihre Aufgaben

Die Wirbelsäule wird anatomisch in fünf Abschnitte unterteilt: Die Halswirbelsäule trägt den Kopf und ermöglicht es ihm, sich zu drehen, zu neigen oder zu strecken. Zwischen ihren sieben Wirbeln entspringen u. a. die Nerven für Hände und Arme. Darunter sitzen die zwölf Brustwirbel, die bewegliche Verbindungen zum Brustkorb besitzen, der wiederum innere Organe, wie beispielsweise das Herz und die

Messungen ergaben: Bei entspanntem Stehen müssen die Lendenwirbel den fünffachen Innendruck eines aufgepumpten Autoreifens aushalten. Bei Hebebewegungen entsteht ein Vielfaches dieser Belastung.

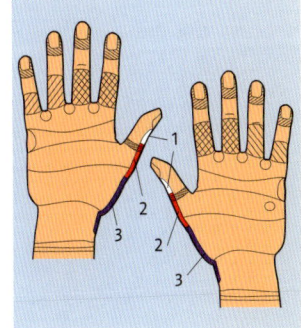

1 *Halswirbel*
2 *Brustwirbel*
3 *Lendenwirbel*

Lunge schützt. Die Lendenwirbelsäule weist fünf Wirbel auf; aus ihr entspringen nervliche Verbindungen, die die Beine versorgen. Schließlich folgen das Kreuzbein – seine Wirbel sind miteinander verwachsen – und das Steißbein. Diese beiden Bereiche stabilisieren den Körper und tragen die Hauptlast.

Die Massage der Wirbelsäulenzonen

▶ Verschränken Sie die Finger beider Hände locker ineinander. Den rechten Daumen legen Sie nun auf den Zeigefinger der linken Hand. Die Kuppe des linken Daumens liegt auf dem Rücken des rechten Daumens – am Beginn der Halswirbelzone unter dem Nagel. Streichen Sie nun mit dem linken Daumen locker über die Wirbelsäulenzonen in Richtung Handgelenk. (Überanstrengen Sie dabei aber nicht den Arbeitsdaumen, und lassen Sie die tiefen Kreuz- und Steißbeinzonen im Zweifelsfall aus.) Gehen Sie mehrere Male so vor, indem Sie immer wieder oben ansetzen. Danach legen Sie den linken Daumen auf den linken Zeigefinger, und der rechte Daumen streicht die Wirbelsäulenzone der linken Hand mehrmals abwärts. Sie können auch jeweils einmal über den rechten, dann über den linken Daumen streichen – und so stetig zwischen beiden Händen abwechseln. Die Haltung der Finger erlaubt Ihnen, die Grundhaltung Ihrer Hände nicht verändern zu müssen.

▶ Nehmen Sie Ihren rechten Daumen zwischen Zeigefinger und Daumen der linken Hand. Der (linke) Arbeitsdaumen liegt flach auf der Halswirbelzone. Mit Hilfe der Raupentechnik bewegen Sie die Daumenkuppe langsam über die Reflexzonen der Wirbelsäule. Massieren Sie nun mehrmals von der Halswirbelsäule hinunter zum Steißbein.

▶ Zum Abschluss folgen wieder Streichungen mit verschränkten Fingern in Richtung Handgelenk.

▶ Bevor Sie mit der nächsten Übung fortfahren oder aufhören: Bewegen Sie die Hände locker ineinander, als ob Sie sie waschen wollten, oder Sie nehmen abwechselnd die eine Hand in die andere und streichen sanft von oben nach unten. Vor Beginn der nächsten Massage reiben Sie die Handflächen aneinander.

Frühzeitiges Training für den Rücken sollte eigentlich jeder machen, egal, ob er Schmerzen hat oder nicht. Rückenschulkurse werden auch von vielen Krankenkassen angeboten. Regelmäßiges Training beugt Rückenbeschwerden vor und kann schon bestehende Schmerzen lindern.

Nacken-, Schulter-, Arm- und Beinzonen

Die Reflexzonen dieser Körperteile liegen zum einen am Daumen, zum anderen längs der Grundgelenke der Finger sowie auf der Handkante.

Nacken- und Schultermuskeln

▶ **Lage:** Die Nackenzonen erstrecken sich vom mittleren Gelenk des Daumens bis einen Finger breit über dessen Grundgelenk. Die Zonen für die Schultermuskulatur liegen auf der Innen- und Rückseite der Hände: jeweils auf einem breiten Streifen in Höhe der Grundgelenke von Zeige-, Mittel-, Ring- und kleinem Finger.

▶ **Funktion:** Mit Hilfe dieser Muskeln halten wir den Kopf aufrecht, können ihn drehen, stützen uns auf und stemmen Gewichte. Verspannungen im Bereich des Nackens sind deshalb häufig. Aber auch starre Haltungen können die Muskeln von Nacken und Schultern verhärten. Da sie von Nervenfasern versorgt werden, die aus der oberen Wirbelsäule entspringen, wird bei Schmerzen oder eingeschränktem Bewegungsvermögen auch nach Schäden am Rückgrat geforscht.

Schultergelenk, Arme und Beine

▶ **Lage:** Seitlich am Grundgelenk des kleinen Fingers wird das Schultergelenk reflektiert. Darunter erstreckt sich die Armzone über den mittleren Bereich der Handkante. Dann folgen die Zonen für Knie, Bein und Hüfte direkt dahinter. Die Hüftgelenkzone liegt seitlich oberhalb des Handgelenks.

▶ **Funktion:** Arme und Beine müssen täglich zahllose Bewegungen ausführen. Einseitige, monotone Belastungen allerdings tun ihren Muskeln, Gelenken und Sehnen nicht gut. Insbesondere gilt dies für die Hüften und Knie. Sie tragen einen Großteil der oberen Körperhälfte. Diese Last wird je nach Bewegung anders auf die Gelenke verlagert, um das Gleichgewicht herzustellen.

Bei Beschwerden im Nacken sollten Sie mit der Behandlung der Halswirbelzone beginnen. Am besten massieren Sie die gesamten Rückgratzonen. Meist sind Verspannungen (oder Verschleiß) im Rücken-Schulter-Bereich für die Schmerzen verantwortlich.

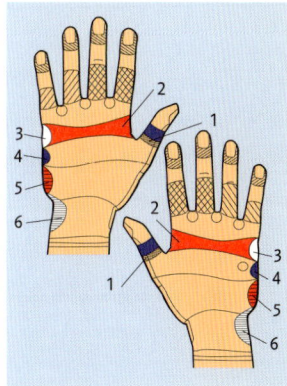

1 *Nacken*
2 *Schultergürtel*
3 *Schultergelenk*
4 *Arm*
5 *Knie, Bein*
6 *Hüftgelenk*

Die Knie müssen ständig in Aktion sein und die Unterschenkel dadurch bewegen. Der Meniskus, eine aus Faserknorpeln gebaute Gelenkzwischenscheibe, dient dem Gelenk als dämpfende Schutzschicht. So ist es kein Zufall, dass sich Sportler häufig am Meniskus operieren lassen müssen: Unter starken Belastungen und extremen Kniebewegungen können die Knorpelscheiben aufsplittern und schmerzhafte Reizungen verursachen.

Für den gesamten Bewegungsapparat gilt: Harmonische und häufige Aktivität schützt vor Schäden, denn sie belebt den Stoffwechsel, »schmiert« die Gelenke und baut außerdem stützende Muskeln auf. Somit bleibt der Körper auf lange Sicht elastisch.

Gerade bei lang andauernden, starren Haltungen, z. B. vor dem Computer oder im Auto, sind Lockerungsübungen ratsam. Reflexzonenmassagen wirken unterstützend.

Laut Untersuchungen neigen Menschen, die häufig am Computer arbeiten und deren Hand ständig auf der Maus liegt, zu empfindlichen Armbeschwerden (Tennisellbogen). Für diese wie andere starre Tätigkeiten empfiehlt es sich daher, den Arm möglichst oft in eine andere Position zu bringen, zu bewegen und zu entspannen. Bei Überlastungen hilft eine Reflexzonenmassage.

Die Massage der Nacken-, Schulter-, Arm- und Beinzonen

▶ Um die Nackenzone auf der Innenfläche des ersten Daumenglieds zu behandeln, stützen Sie das Behandlungsgebiet auf der Rückseite mit der Arbeitshand bzw. dem Daumen und massieren es dann sanft mit den Fingerkuppen.

▶ Drehen Sie nun mit der Daumenkuppe Kreise in Höhe der Fingergrundgelenke auf Handfläche und Handrücken. Hier befinden sich die Schulterzonen. Behandeln Sie die Schulterzonen, indem Sie auf der Höhe des Ringfingers beginnen, und streichen Sie auf den Grundgelenken sanft und in den Zwischenräumen intensiver.

▶ Führen Sie die gleichen Behandlungsschritte nun an der anderen Hand durch.

▶ Wechseln Sie wieder die Hand, und machen Sie kreisende Streichungen um die Zone für das Schultergelenk (seitlich am Gelenk des kleinen Fingers). Massieren Sie dann entlang der Handkante, bis Sie auf halber Distanz zum Handgelenk (Armzonen) sind.

▶ Nun geht es weiter über die Knie- und Beinzonen bis zur Zone des Hüftgelenks. Sie liegt seitlich vom hervorspringenden Handwurzelknochen. Hier streichen Sie in kreisenden Bewegungen entlang.

Oberkörperzonen

Auf beiden Handflächen befinden sich die Reflexzonen für Lunge, Herz, Zwerchfell, Milz und Nebennieren – Organe, die u. a. über Blut und Blutkreislauf bestimmen.

Lunge und Bronchien

▶ **Lage:** auf der oberen Hälfte beider Handflächen; sie erstrecken sich als rundliches Gebilde unterhalb der Fingergrundgelenke einen Finger breit über der Handmitte und von den Handrändern entfernt.

▶ **Funktion:** Atmung und Blutkreislauf sind eine funktionale Einheit. Die Atmungsorgane besorgen den Sauerstoff, den das Blut braucht, um den Organismus lebendig zu halten. Die Abbauprodukte (wie z. B. Kohlendioxid) gibt der Kreislauf an die Atemwege zurück, damit sie ausgestoßen werden können. Bei körperlicher Anstrengung schlägt das Herz schneller. Es muss verbrauchtes Blut zu den Lungenflügeln transportieren, damit es dort mit frischem Sauerstoff angereichert werden kann. Herzbeschwerden können zu Atemnot führen – genau wie Lungenbeschwerden den Bluttransport überlasten. Ein ruhiger, ausgeglichener Kreislauf fördert jedoch eine ruhige, ergiebige Atmung – und umgekehrt.

Komplizierte Luftbahnen

Die Lunge ist die Druckpumpe für den körperlichen Gasaustausch (Sauerstoff wird hinein-, Kohlendioxid und andere Abfallprodukte werden hinaustransportiert). Über die zwei Hauptbronchien werden der rechte und der linke Lungenflügel versorgt. Beim Luftholen strömen Umweltgase über Mund und Kehle in die Luftröhre, und die Atemmuskeln der Lunge dehnen sich. Die Luftröhre befördert die Atemgase bis zu den beiden Hauptbronchien. Diese verzweigen sich in kleinere Bronchien und in noch feinere Bronchiolen, die schließlich in kleine Bläschen, Lungenalveolen, münden. Durch diese Alveolen

Hervorspringende Knochen sind wenig gepolstert. Um aber die empfindliche Knochenhaut nicht zu schädigen, sollten sie sanft behandelt werden. Besser ist es, in kleinen Kreisen um die Erhebungen zu streichen.

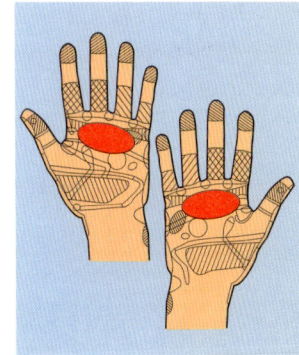

Die Lage von Lunge und Bronchien

wird Sauerstoff in den Blutkreislauf übertragen. Sie stehen in Verbindung mit den dünnsten Blutgefäßen (Kapillaren), die das Lungengewebe durchziehen. Rote Blutkörperchen nehmen den Sauerstoff auf, um ihn zu Organen, Muskeln, Händen oder Füßen zu transportieren.

Empfindliche Luftwege

Die Bronchien sind mit Schleimhäuten und Flimmerhärchen besetzt, um Schmutz oder Keime abzufangen. Bei zu großen Belastungen kann es u. a. zu Bronchitis oder Lungenentzündung kommen. Solche Prozesse in der Lunge können lebensbedrohliche Formen annehmen – aber auch wenn es nicht so weit kommt, schädigen wiederkehrende oder ständige Reizungen (z. B. durch Zigarettenrauch) das Gewebe. Wie wir atmen, hängt von der körperlichen und seelischen Verfassung ab. Bei Muskelbelastung erhöht sich die Atemfrequenz ebenso wie bei psychischer Aufregung oder Stress. Tatsächlich kann jeder Gedanke und jedes Gefühl den Atemrhythmus verändern. Die aktuelle Gemütslage verändert die Spannung und Durchblutung dieser Muskeln. Wer eine harmonische und tiefe Atmung trainiert, schützt die Lunge und fördert sämtliche Körperfunktionen. Atemübungen (siehe Seite 87) stärken zudem die Psyche.

Herz

▶ **Lage:** auf der linken Handfläche; die Bezugszone für die Herztätigkeit ist von den Atemzonen umgeben. Wenn Sie Ihre Daumenkuppe längs unterhalb der Grundgelenke von kleinem und Ringfinger legen, bedecken Sie die Herzzone.

▶ **Funktion:** Das gesunde Herz schlägt etwa 60- bis 70-mal pro Minute, wenn keine Anstrengungen zu bewältigen sind. Bei hoher Belastung kann es unsere gesamte Blutmenge – etwa acht Prozent des Körpergewichts – in 60 Sekunden über achtmal durch den Körper schicken! Übrigens sorgt das Herz selbst für seine Schlagkraft: Muskelzellen des Herzes besitzen die Fähigkeit, elektrische Signale hervorzurufen. Diese wandern durch den Herzmuskel und animieren ihn, Blut

Wenn Sie Ihre Hände massieren, werden Sie merken, dass Ihre Atmung tiefer und ruhiger wird. Die Atemmuskeln vermitteln die Botschaft: Jetzt sind keine Anforderungen zu bestehen, die oft nur durch panisches Luftholen bewältigt werden können. Entspannung ist angesagt.

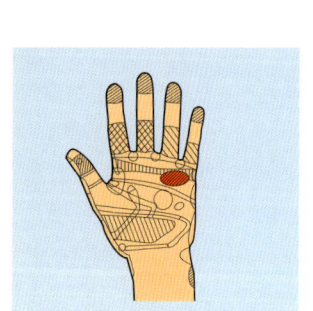

Die Lage der Herzzone

in den Kreislauf zu pumpen. Das vegetative Nervensystem kontrolliert diese Herzarbeit. Es kann den Rhythmus ändern, um ihn mit dem Bedarf des Organismus abzustimmen. Hormone wie auch unser Seelenzustand nehmen Einfluss auf das Herz – Glück lässt es höher schlagen, Trauer und Missmut führen zur sprichwörtlichen »Verengung«. Der Blutdruck ist die Kraft, mit der das Blut durch unsere Adern gepumpt wird. Er erhöht sich nicht nur unter körperlicher Belastung, sondern auch, wenn die Arterien krankhaft verengt sind.

Verengte Blutgefäße

Gefäßverkalkungen werden durch Stress, Ärger, ungesunde Ernährung oder Genussgifte gefördert. Sie hemmen die Blutversorgung, begünstigen Thrombosen (Blutgerinnsel) und bedrohen das Herz. Denn wie alle Organe braucht auch das Herz Blut, um zu funktionieren. Bei einem Herzinfarkt bildet sich ein Blutgerinnsel in einem Herzkranzgefäß, das meist durch eine Ablagerung verengt war, und die Blutversorgung des Herzmuskels wird somit unterbrochen.

Nebennieren

▶ **Lage:** Strecken Sie Ihren Daumen, so dass er senkrecht neben der Handfläche liegt. Nun beugen Sie sein oberes Glied rechtwinklig zur Handfläche ab. Seine Spitze erreicht die gesuchte Zone. Sie liegt am unteren Rand der Lungenzone und im Gebiet zwischen den Mittelhandknochen von Zeige- und Mittelfinger.

▶ **Funktion:** Die Nebennieren sitzen direkt über den Nieren. Es handelt sich um völlig unterschiedliche Organe. Sowohl Nieren als auch Nebennieren greifen in den Wasser- und Mineralhaushalt des Körpers ein. Die Nebennieren sind Hormondrüsen, beeinflussen den Körper also durch eiweißhaltige Botenstoffe; in ihnen werden u. a. Androgene gebildet, Sexualhormone, die die Ausbildung sekundärer männlicher Geschlechtsmerkmale bestimmen. Für die Atmung und den Kreislauf sind die Nebennieren bedeutsam, weil sie die Hormone Adrenalin und Noradrenalin freisetzen. Die Wirkung dieser Stoffe spüren wir gerade

Das Herz ist der Motor unseres Lebens und reagiert auf körperliche wie seelische Belastung empfindlich. Wenn es in aufregenden Situationen schneller schlägt, sollten Sie durch Handreflexzonenmassage für Entlastung sorgen.

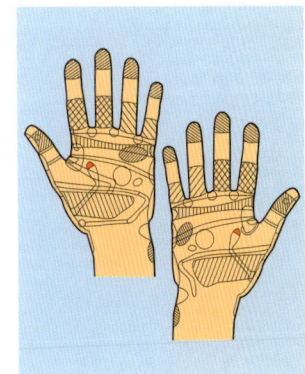

Die Lage der Nebennieren

in Stress- oder Schocksituationen sehr deutlich. Es ist erstaunlich, wie man in diesen Momenten über seine eigenen Grenzen hinauswachsen kann: Unter Zeitdruck oder auch bei Vorfreude gelingt die Arbeit rascher und reibungsloser. In Krisensituationen zeigen wir blitzschnelle Reaktionen, die im Alltag sonst nicht vorstellbar sind.

Helfer in der Not

Adrenalin und Noradrenalin werden auch die Flucht- und Kampfhormone genannt. Diese Stresshormone sind für sofortige Reaktionen geschaffen, spornen Lunge und Kreislauf an. Der Blutdruck wird erhöht, der Stoffwechsel gesteigert und Blutzucker bereitgestellt. Alle Körperfunktionen werden zu ihrer maximalen Leistungsfähigkeit angetrieben. Die Muskeln werden aktiviert, und der Energieumsatz erhöht sich. Kein Wunder, wenn plötzlich alles besser läuft. Lange tut dem Organismus dieser Alarmzustand allerdings nicht gut. Deshalb werden die Nebennierenhormone rasch abgebaut, wenn sie ihren Zweck – Flucht oder Auseinandersetzung – erfüllt haben.

Zu viel Stress macht krank

Hormone erregen jedoch noch lange Zeit das Blut oder werden immer wieder aktiviert, wenn Konflikte unbewältigt bleiben. Je öfter, desto ungesünder für den Organismus. Die Gefäße werden strapaziert, das Immunsystem leistet weniger. Reflexzonenmassagen können diese Übererregung lindern. Sie können zwar keine Probleme lösen, lassen aber Überdruck entweichen. Oft erscheint die Welt danach in einem anderen Licht: Manche Ängste stellen sich als übertrieben heraus; Konflikte werden ruhiger und souveräner betrachtet.

Zwerchfell

▶ **Lage:** Diese Zone schlängelt sich unterhalb der Lungenzone entlang. Betrachten Sie die Entfernung zwischen dem oberen Daumenansatz und dem Ansatz des Zeigefingers, und suchen Sie deren Mitte. Auf dieser Höhe verläuft der »Zwerchfellstreifen« quer über die ganze Handfläche.

Die winzigen Nebennieren wecken wegen ihrer Bezeichnung gleich zwei Missverständnisse: Zum einen, sie hätten mit den Nieren zu tun, zum anderen, sie seien nebensächlich. In Wahrheit handelt es sich um eigenständige Organe, die durch die Produktion der »Stresshormone« großen Einfluss auf unser tägliches Leben ausüben.

▶ **Funktion:** Das Zwerchfell ist unser wichtigster Atemmuskel und unser kräftigster Muskel überhaupt. Seine Lage zwischen Brustkorb und Bauchraum macht ihn nicht nur für die Atmung, sondern auch für Kreislauf und Verdauung wichtig. Wir atmen ein, indem wir das Zwerchfell anspannen. Der Brust- und Lungenbereich wird hierbei gedehnt, so dass Luft einströmen kann. Auch die oberen Brustmuskeln sind an der Atmung beteiligt, arbeiten jedoch weniger effizient.

Bewusstes Atmen

Im Alltag neigen wir oft zu oberflächlichem Luftholen. Wir unterfordern das Zwerchfell und überfordern die oberen Lungenflügel. Um trotzdem genug Sauerstoff zu bekommen, atmen wir stoßweise und schnell, was der Lunge und dem gesamten Organismus nicht gut tut. Reflexzonenmassagen, Entspannungs- und Atemübungen (siehe Seite 87ff.) fördern die Tätigkeit des Zwerchfells, damit die Lunge leichter mehr Sauerstoff befördern kann. Ein gut genutztes Zwerchfell übt zudem massierenden Druck auf die Blutgefäße sowie auf den Magen-Darm-Bereich aus und unterstützt so Kreislauf und Verdauung.

Die Bedeutung des Zwerchfells ist vielen nicht bekannt. Es handelt sich um einen zentralen Körpermuskel, dessen Aktivität lebenswichtige Funktionen beeinflusst.

Solarplexus (Sonnengeflecht)

▶ **Lage:** Wenn Sie in der Mitte zwischen Daumenansatz und dem Ansatz des Zeigefingers eine Linie quer über die Handfläche ziehen, stoßen Sie auf die Zone des Solarplexus. Sie verläuft ganz ähnlich wie die Zwerchfellzone, wird aber nur an einem Punkt behandelt: im Zentrum der Handfläche – etwa zwischen den Mittelhandknochen von Mittel- und Ringfinger.

▶ **Funktion:** Der Solarplexus ist ein wichtiges Geflecht des vegetativen Nervensystems. Er liegt im hinteren Bauchbereich, auf mittlerer Höhe der Brustwirbelsäule. Hier treffen vielfältige Nervenimpulse zusammen, wie etwa für Atmung und Verdauung. Sie werden koordiniert und gezielt weitergeleitet. Das Sonnengeflecht ist ein Umschlagplatz für körperliche Unruhe oder Harmonie. Es reagiert sehr sensibel auf körperliche und seelische Vorgänge sowie auf Berührungen oder

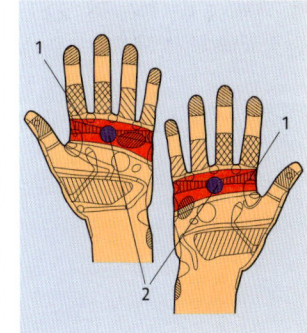

1 Zwerchfell
2 Solarplexus

Gewalt von außen. Deshalb wird die Reflexzone nicht massiert, sondern nur vorsichtig gedrückt, um eine allgemeine Entkrampfung und Beruhigung zu bewirken.

Milz

▶ **Lage:** Ziehen Sie auf der linken Handfläche eine gedachte Linie vom Grundgelenk des Daumens quer über die Handfläche. Sie soll zwischen den Mittelhandknochen von Ringfinger und kleinem Finger enden. Dort angekommen, liegt Ihr Finger auf der Milzzone.

▶ **Funktion:** Die Milz ist ein Lymphorgan und hat auf den ersten Blick nichts mit der Atem- oder Kreislauftätigkeit zu tun. Doch sie spielt eine wichtige Rolle für das Blut; so speichert sie es beispielsweise dann, wenn der Körper weniger davon braucht, und gibt es bei erhöhtem Bedarf wieder frei. Sie ist an der Blutbildung ebenso beteiligt wie an der Entsorgung überalterter roter Blutkörperchen, und sie hat große Bedeutung für das Immunsystem, denn sie entwickelt Abwehrzellen und Antikörper gegen Krankheitserreger, die sich im Blutkreislauf befinden.

Die Massage der Oberkörperzonen

▶ Stützen Sie die eine Hand mit dem Daumen der anderen Hand leicht ab. Nun streichen Sie kreisförmig mit dem Zeigefinger auf den Atem-Kreislauf-Zonen des Handrückens. Sie reichen etwa bis zur Mitte zwischen Zeigefinger und Daumen.
▶ Nun behandeln Sie dieselben Zonen, indem Sie mit dem Zeigefinger mehrmals durch die Furchen zwischen den Mittelhandknochen von oben nach unten streifen. Sie können die Zwischenmuskeln auch gleichzeitig mit mehreren Fingern behandeln.
▶ Es folgt die Massage der Handfläche. Auf ihr liegt der Arbeitsdaumen, die anderen Finger stützen den Handrücken von unten. Wieder streichen Sie kreisförmig über den oberen Bereich der Handfläche, diesmal mit der Daumenkuppe.

Die Milz ist normalerweise nicht von außen tastbar und liegt im linken Oberbauch unter Zwerchfell und Rippenbogen.

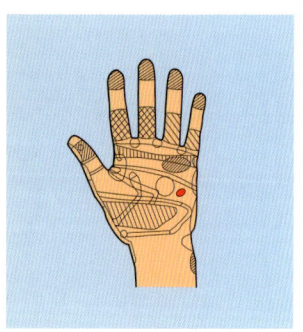

Die Lage der Milz

▶ Massieren Sie nun die Atem-Kreislauf-Zonen auf der gesamten Handfläche langsam von oben nach unten bzw. von links nach rechts durch. Gehen Sie dabei entweder in Querschritten vor – indem Sie jeweils vom Grundgelenk des kleinen Fingers zur anderen Handseite hinübermassieren –, oder Sie setzen die Daumenkuppe neben dem Gelenk des kleinen Fingers an und gehen hinunter zur Handmitte. Dann legen Sie den Daumen ein Stück neben die Ausgangsposition, um einen neuen »Streifen« zu bearbeiten.

▶ Wenn Sie zuerst die rechte, dann die linke Hand auf die beschriebene Weise massieren, durchqueren Sie auch die Bereiche von Lunge und Bronchien, Herz (auf der linken Hand), Nebennieren und Zwerchfell. Unterhalb der Mitte der linken Handfläche, zwischen kleinem Finger und Ringfinger, liegt die Milzzone. Auch ihr sollten Sie Beachtung schenken und sie sanft massieren.

▶ Legen Sie nun Ihre Daumenkuppe ins Handzentrum, auf die Reflexzone für das Sonnengeflecht (in der Mitte der Zwerchfellzone). Üben Sie einige Sekunden lang sanften Druck an dieser Stelle aus. Wechseln Sie dann zur anderen Hand.

▶ Zum Abschluss dieser Massage umfassen Sie die rechte Hand mit der Arbeitshand und streichen diese einige Male beruhigend und sanft von oben nach unten. Das Gleiche machen Sie nun auch mit der linken Hand.

Zonen der Bauch- und Verdauungsorgane

Diese Zonen beginnen etwa ab der Handmitte und erstrecken sich bis zum unteren Rand der Handfläche – zwei Zonen gehen seitlich über die Handfläche hinaus.

Die Bauchzonen »spiegeln« Organe mit sehr vielfältigen Aufgaben wider: Magen, Bauchspeicheldrüse und Darm, Leber, Nieren und Ausscheidungsorgane. Ihr gemeinsamer Nenner ist der Stoffwechsel. Sie sorgen gemeinsam für den Transport, die Verarbeitung und die Entsorgung von allen Stoffen, die wir tagtäglich durch Essen und Trinken zu uns nehmen.

Die Massage der oberen Handflächen hat auch Einfluss auf die Rippen und die Brustmuskulatur. Die Rippen bilden einen schützenden Korb um die Lunge und um das Herz. Deshalb überlappt ihre Reflexzone auch die Zone der beiden lebenswichtigen Organe.

Leber und Gallenblase

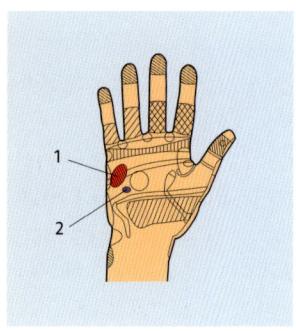

1 Leber
2 Gallenblase

▶ **Lage:** Sie befinden sich auf der rechten Handfläche. Das obere Drittel der Leberzone überschneidet sich mit der Lungenzone. Es grenzt an den Grundgelenkballen des kleinen Fingers und des Ringfingers. Das untere Ende der Leberzone liegt etwa auf einer Höhe mit dem oberen Daumenansatz. Im unteren Bereich der Leberzone befindet sich das kleine Feld der Gallenblasenzone: im Bereich der Zwischenmuskeln von Ringfinger und kleinem Finger.

▶ **Funktion der Leber:** Die Leber ist sowohl Kraftwerk wie Kläranlage des menschlichen Körpers. Der Blutstrom, der von Magen und Darm mit Nährstoffen angereichert wurde, wird von ihr übernommen. In der Leber finden entscheidende Stoffwechselprozesse statt. Beispielsweise wird die wichtigste Energiequelle des Körpers, die Glukose, in der Leber zu Glykogen umgewandelt und für spätere Anforderungen gespeichert. Braucht der Körper wieder mehr Energie, wird Glykogen wieder in Glukose umgebaut und an das Blut abgegeben. Auch für die Eiweißversorgung spielt die Leber eine große Rolle und produziert Fette, wie z. B. das Cholesterin.

Blutreinigung

Die Leber säubert das Blut auch von Abfällen und neutralisiert Giftstoffe. Überschwemmen diese Giftstoffe jedoch die Leber, wie z. B. bei übermäßigem Alkoholgenuss, können Funktionsstörungen oder gar Schrumpfprozesse (Leberzirrhose) die Folge sein.

▶ **Funktion der Gallenblase:** Die Gallenblase speichert Gallenflüssigkeit (Galle), die von der Leber produziert wird. Bei Bedarf strömt diese Flüssigkeit in den Darm, um schwer verdauliche Fette zu spalten. Die so genannte Gelbsucht ist Symptom einer ernsten Leberstörung. Dabei wird Gallenflüssigkeit ins Blut abgegeben, wodurch gelbliche Verfärbungen von Haut und Augenbindehaut entstehen. Auch Gallensteine (kristallisierte Galle) können die Gallenwege verstopfen und eine Gelbsucht hervorrufen.

Die Leber kann etwa 90 Prozent des Cholesterins produzieren, den Rest erhält der Körper über die Nahrung. Bei einem Überangebot drohen Ablagerungen an den Gefäßwänden. Ballaststoffe tragen dazu bei, den Cholesterinspiegel zu senken, da sie die Gallensäure reduzieren. Um neue Gallensäure zu bilden, zieht die Leber Cholesterin aus dem Blut ab.

Magen und Bauchspeicheldrüse

▶ **Lage:** Sie befinden sich auf beiden Handflächen zwischen dem oberen Daumenansatz und dem Grundgelenkknöchel des Zeigefingers. Die Magenzone breitet sich vom Rand der Handfläche aus und grenzt an den Mittelhandknochen des Mittelfingers. Der Ort der Bauchspeicheldrüsenzone ist unter Experten umstritten. Doch sie liegt nahe bei der Magenzone – wahrscheinlich seitlich neben ihr, etwas nach unten versetzt. Wenn Sie einen rechten Winkel zwischen oberem Daumenansatz und Mittelfinger ziehen, finden Sie die Zone etwa an der Kreuzung beider Linien.

▶ **Funktion:** Der Magen macht eigentlich das Gleiche wie der Mund. Beide setzen Muskelkraft und Verdauungssäfte ein, um Nahrung zu zerkleinern, zu verbreien und zu zersetzen. Der Magen kann aber auch einen Teil der Nahrung aufbewahren und dient so als natürlicher Vorratsspeicher. Der Geruch und die Aufnahme von Nahrung stimulieren die Produktion von Magensäften. Das darin enthaltene Pepsin (ein eiweißspaltendes Enzym) enthält zudem Salzsäure, wodurch Bakterien abgetötet werden können, die mit der Nahrung aufgenommen wurden. Die Muskeln der Magenwand ziehen sich nun rhythmisch zusammen und vermischen so Nahrung und Magensäfte miteinander.

Ein komplexes System

Das gesamte Verdauungssystem – von der Mundhöhle bis zu den Ausscheidungsorganen – ist ein etwa acht Meter langer Schlauch, durch den die Nahrung gelangt: Er besteht aus Mund, Rachen, Speiseröhre, Magen, Dünndarm, Dickdarm, Mastdarm und Anus. Mit diesen Organen stehen Mundspeicheldrüsen, Leber und Bauchspeicheldrüse in Verbindung und geben Verdauungssäfte ab, die die Nahrung zersetzen.

Auch die Psyche spielt mit

Der gereizte »nervöse« Magen hat oft auch mit einer nervösen Lebensweise zu tun: zu viel Stress, zu hastig eingenommene und fettreiche Ernährung, zu viel Alkohol und Zigaretten. Unangenehme Erlebnisse

Bei Erkrankungen der Bauchspeicheldrüse können sich kleine Mahlzeiten mit einem ausgewogenen Fett- und Eiweißanteil und wenig Kohlenhydraten günstig auf den Verlauf der Krankheit auswirken.

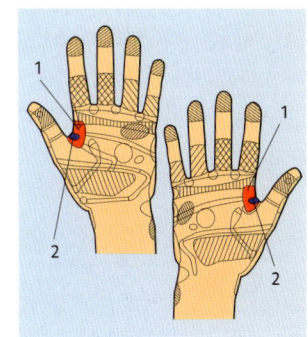

1 Magen
2 Bauchspeicheldrüse

und belastende Situationen bewirken eine Verkrampfung des Organs oder irritieren Drüsen und Schleimhäute. Gerade Menschen, bei denen seelische Probleme häufig auf den Magen schlagen, sprechen gut auf Reflexzonenmassagen an.

Das Hormon Insulin

Die Bauchspeicheldrüse befindet sich hinter dem Magen. Als Drüsenorgan stellt sie dem Organismus Stoffe zu Verfügung, die ihm wichtige Anregungen geben und Botschaften übermitteln. So helfen ihre Enzyme bei der Verdauung, und sie produziert das Hormon Insulin. Bei der Zuckerkrankheit (Diabetes mellitus) produziert die Bauchspeicheldrüse zu wenig oder gar kein Insulin, der Glukosespiegel im Blut steigt an, da die Aufnahme in die Zelle verhindert wird. Die benötigte Energie wird stattdessen aus den Eiweiß- und Fettreserven gewonnen, die eigentlich andere Aufgaben zu erfüllen hätten.

Blutzuckerregulation

In der Bauchspeicheldrüse werden die Hormone Glukagon und – wie schon erwähnt – normalerweise auch Insulin gebildet. Glukagon lässt den Blutzuckerspiegel ansteigen, Insulin senkt den Blutzuckerspiegel und macht die Zellwände für Zucker durchlässig. Zucker gelangt also vom Blut in die Zellen und wird dort abgebaut. Dabei entsteht Energie, die auch für andere Stoffwechselvorgänge im Körper notwendig ist.

Dünn-, Dick-, Mastdarm und After

▶ **Lage:** Die Darmzonen verlaufen auf dem ersten Drittel beider Handflächen. Unterhalb des Daumens erstrecken sie sich von seinem Grundballen bis zur Seite des kleinen Fingers.
Die Dickdarmzone beginnt auf der rechten Hand und endet auf der linken. Denn der Dickdarm zieht von der einen zur anderen Körperhälfte. Auf der rechten Seite nimmt er Nahrungsbrei auf, über die linke befördert er ihn zum Darmausgang. Dafür muss er auf der rechten Körperseite aufsteigen, quer zur linken Seite verlaufen und dort absteigen. So verläuft auch seine Reflexzone auf jeder Hand unterschiedlich.

Beim Grundballen des Daumens handelt es sich um die wulstige Erhebung, die vom Daumengrundgelenk bis zum Handgelenk reicht. Ihm gegenüber befindet sich ein kleinerer Ballen auf der Seite des kleinen Fingers (der so genannte Kleinfingerballen).

Die Zonen des Dünndarms nehmen auf beiden Handflächen den gesamten Raum innerhalb des »Dickdarmrahmens« ein.

Der Mastdarm, der zum After führt, wird durch einen Streifen repräsentiert, der quer über das unterste Stück der Handfläche bis zum Rand des Daumenballens verläuft. An der Daumenkante – zwischen Handfläche und Handrücken – schließt sich die Afterzone an.

Wie Sie die Darmzonen finden

Ziehen Sie eine senkrechte Linie vom kleinen Finger der rechten Hand bis zum unteren Rand der Handfläche. Sobald Sie einen hervorspringenden Handwurzelknochen spüren, haben Sie den Ausgangspunkt der Dickdarmzone erreicht. Von hier wandert sie zuerst schlauchförmig nach oben (etwa zwei Daumen breit), dann quer über die Handfläche bis zum Daumenballen (unterhalb des Grundgelenks). Man spricht hierbei von den Reflexzonen des aufsteigenden und des querliegenden Dickdarms. Auf der linken Handfläche geht die Reise weiter. Wo die querliegende Reflexzone der rechten Hand endete – seitlich unter dem Daumen –, setzt sie sich an der anderen Hand fort. Vom linken Daumenballen zieht die Reflexzone des querliegenden Dickdarms wiederum quer über die Handfläche. Sie endet auf der Seite des kleinen Fingers. Nun geht es abwärts bis zum unteren Rand der Handfläche. Dieser Abschnitt umfasst nun die Reflexzone für den absteigenden Dickdarm, an den sich Mastdarm und After anschließen.

▶ **Funktion:** Auch im Körper wird der Dünndarm vom Dickdarm umrahmt. Er bildet einen in sich verschlungenen Schlauch und ist sechs bis sieben Meter lang. Die Schleimhäute des Dünndarms verfügen, aufgrund vieler Ringfalten und Zotten, über eine Fläche von etwa 150 Quadratmeter. Der Dünndarm spaltet die vorbehandelte Nahrung aus Mund und Magen in feinste Partikel, Verdauungssäfte zersetzen sie, filtern Nährstoffe heraus und geben diese an den Blutkreislauf ab. Nicht resorbierte Bestandteile der Nahrung gelangen in Form von Faserstoffen in den Dickdarm. Bakterien- und Pilzkulturen leiten weitere Zersetzungs- und Gärungsprozesse ein. Aber auch sie haben keine Chance, dic Strukturen pflanzlicher Zellwände aufzulösen. Diese Bal-

Die Handwurzelknochen befinden sich zwischen dem Handgelenk und den Mittelhandknochen der einzelnen Finger. Jede Hand besitzt acht Handwurzelknochen, die in zwei Reihen übereinander sitzen.

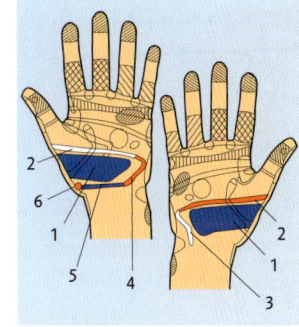

1 *Dünndarm*
2 *Quer liegender Dickdarm*
3 *Aufsteigender Dickdarm*
4 *Absteigender Dickdarm*
5 *Mastdarm*
6 *After*

laststoffe werden unverarbeitet ausgeschieden. Gleichwohl sind sie extrem nützlich. Einerseits regen ihre festen Fasern die Darmmuskeln und damit die Verdauungstätigkeit an. Andererseits binden sie Flüssigkeit und sorgen für Elastizität des Verdauungsbreis. Und sie unterstützen Bakterienkolonien, die einer gesunden Verdauung dienen.

Viel trinken

Viel Wasser ist nötig, damit ein gleitfähiger Verdauungsbrei bis zum Dickdarm gelangen kann – zu viel Wasser, um es zu verschwenden. Deshalb leitet der Dickdarm die größte Menge zurück in den Blutkreislauf. Zu trocken darf es im Dickdarm aber auch nicht sein, denn sonst entsteht eine Verstopfung; sie ist auch eine häufige Ursache von Hämorrhoidalleiden.

Die Massage der Magen- und Verdauungszonen

▶ Streichen Sie mit dem Daumen mehrmals über Leber- und Gallenblasenzone auf der rechten Handfläche. Gehen Sie dann im Raupengang über das ganze Gebiet. Es beginnt unterhalb der Grundgelenke von kleinem und Ringfinger und verläuft in Richtung Handmitte.

▶ Reiben Sie die großen Ballen Ihrer Handflächen aneinander, und streichen Sie einige Male mit dem Daumen über den unteren Bereich der Handfläche.

▶ Massieren Sie anschließend die Magenzonen auf den Handflächen: Arbeiten Sie das Gebiet von oben nach unten mit raupenden Bewegungen der Daumenkuppe durch. Setzen Sie diese seitlich am Mittelhandknochen des Zeigefingers an. Bewegen Sie sie dann rhythmisch über das Gebiet, das quer bis zur »Furche« zwischen Zeigefinger und Mittelfinger reicht und längs in Höhe des Daumenansatzes endet. Auf diese Weise berücksichtigen Sie auch die Bauchspeicheldrüse.

▶ Behandeln Sie nun die Dünndarmzone – zuerst auf der rechten Handfläche. Sie verläuft wie längsformatige Pflaster, die auf den beiden großen unteren Handballen kleben. Gehen Sie in Raupentechnik mit dem Daumen Stück für Stück von unten nach oben. Der Handrücken wird von unten durch die anderen Finger gehalten.

Die Reflexzonenmassage macht die unangenehmen Begleiterscheinungen von Verdauungsbeschwerden erträglicher und hat eine allgemein stabilisierende Wirkung. Sind die Beschwerden sehr heftig oder halten sie mehrere Tage lang an, sollte spätestens dann ein Arzt aufgesucht werden.

Die Massage der Verdauungszonen dient auch der Kräftigung der Bauchmuskulatur.

▶ Die Massage der Dickdarmzonen beginnt auf der rechten Handfläche in der Nähe des Handgelenks auf dem unteren Teil des Kleinfingerballens. Zuerst massieren Sie aufwärts, dann quer über die beiden großen Ballen, bis Sie unter dem Daumengrundgelenk angelangt sind.

▶ Um die Behandlung der Dickdarmzonen fortzusetzen, müssen Sie nun die linke Handfläche mit der rechten Hand massieren. Sie beginnen dabei mit dem querliegenden Dickdarmstreifen, der unterhalb des Daumens liegt. Von hier aus massieren Sie bis zum Kleinfingerballen. Wenn Sie den Rand der Handfläche erreicht haben, geht es abwärts. Massieren Sie den absteigenden Dickdarm, bis Sie über dem Handgelenk angelangt sind. Schließlich gehen Sie erneut nach links bis zur Daumenkante. Diese letzte Strecke reflektiert den Mastdarm sowie den After.

> Achten Sie bei der Massage darauf, dass das Handgelenk der behandelten Hand locker bleibt und nicht zu stark abgewinkelt wird.

Nieren-Blasen-Zonen

Diese Zonen, ebenfalls auf der Handfläche gelegen, beginnen zwar über den Zonen des Darms; betrachtet man aber ihre Funktion, sind sie der Verdauung nachgeordnet.

Nieren, Harnleiter und Harnblase

▶ **Lage:** Die Nierenzonen finden Sie, wenn Sie eine Linie vom oberen Daumenansatz bis zum Zwischenraum von Zeige- und Mittelfinger ziehen. Ab hier erstreckt sich die Zone oval nach unten – sie ist nicht größer als der Daumennagel. Aus der Nierenzone entspringt ein Ast, der schräg nach unten verläuft. Seine Linie bewegt sich über den Daumenballen, um kurz über dem Handgelenk die Daumenkante zu erreichen. Es handelt sich um die Harnleiterzone, die seitlich des Daumens in die Zone der Harnblase übergeht.

▶ **Funktion:** Nieren und Blase befördern Abbauprodukte unserer Ernährung aus dem Körper hinaus. Man möchte meinen, dies sei die Aufgabe von Darm und After. Doch das Verdauungssystem sorgt nur

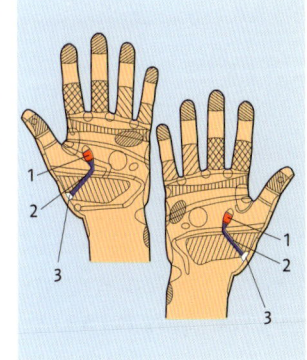

1 *Nieren*
2 *Harnleiter*
3 *Harnblase*

für die Trennung brauchbarer und unbrauchbarer Anteile. Letztere bleiben im Verdauungsschlauch und werden ausgeschieden. Nützliche Stoffe wandern ins Blut. Sie werden in Energie umgesetzt oder als Baumaterial verwendet. Dabei entsteht Abfall – die so genannten Stoffwechselschlacken. Diese muss der Körper loswerden, um sich nicht selbst zu vergiften. Hierbei spielen die Nieren als lebenswichtige Entsorgungsorgane die entscheidende Rolle.

Die Nieren – unser Klärwerk

Unablässig strömt Blut durch die beiden Organe, die links und rechts der Lendenwirbelsäule sitzen. Ihre Hauptaufgabe ist es, das Blut zu filtern, den Salz- und Wasserhaushalt zu regulieren und Abfallprodukte auszuscheiden. Neben Fremd- und Abfallstoffen speichern sie viel Nützliches als »Primärharn«. Die Hauptmenge, bestehend aus Wasser und wertvollen Substanzen wie Mineralien, Zucker und Eiweißpartikeln, geben sie wieder in den Blutkreislauf ab. Der Mineral- und Wassergehalt des Bluts ist also stark von den Nieren abhängig. Nicht verwertbare Stoffe strömen über Nierenbecken und Harnleiter in die Blase. Die Entleerung erfolgt über die Harnröhre.

Erkrankungen der Harnblase und der Nieren

Die Harnröhre ist bei Frauen sehr viel kürzer als bei Männern. Daher leiden sie häufiger unter Blasenentzündungen, die von Krankheitserregern von außen ausgelöst werden. Das Hauptsymptom einer Blasenentzündung ist erhöhter Harndrang, wobei aber jedes Mal nur kleine Mengen Urin abgegeben werden. Solche Infektionen greifen in schlimmen Fällen auf die Nieren über. Bei Fehlfunktionen und Entzündungen der Harnorgane ist intensive medizinische Betreuung nötig. Viele Menschen leiden auch an Nierensteinen. Es handelt sich um die Verfestigung (oder Kristallisierung) von Abfallstoffen innerhalb des Organs. Geraten sie in die Harnleiter und bleiben sie dort stecken, sind starke Schmerzen in der Taillengegend und erschwertes Wasserlassen die Folgen. Belastend für die Nieren sind ein zu hoher Alkoholkonsum und eine einseitige, fettreiche Ernährung. Ausreichend Flüssigkeit (mindestens zwei Liter pro Tag) schützt sie.

Wärme und reichlich Flüssigkeitsaufnahme (Mineralwasser, Kräutertee) beugen Blasenentzündungen vor und sorgen für eine raschere Ausheilung. Akute Erkrankungen müssen aber mit Antibiotika behandelt werden, um ein Übergreifen auf die Nieren zu verhindern. Wer einmal unter einer Blasenentzündung gelitten hat, behält leider oft eine erhöhte Anfälligkeit zurück.

Die Massage der Nieren-Blasen-Zonen

▶ Streichen Sie locker über die Nierenzone, die sich, quer betrachtet, im Bereich der Mittelhandknochen von Zeige- und Mittelfinger befindet und, längs betrachtet, neben dem Daumengrundgelenk verläuft.

▶ Um die Nierenzone bequem zu erreichen, ist es empfehlenswert, die zu behandelnde Hand von oben locker zu umfassen, um den Arbeitsdaumen in eine senkrechte Position zum Handgelenk zu bringen. Nun kann seine Kuppe die Reflexzone von oben nach unten behandeln – dabei sollten Sie aber nicht zu heftig vorgehen!

▶ Massieren Sie weiter über den Pfad der Harnleiterzone, die schräg bis zum äußeren Rand des Daumenballens verläuft, bis Sie schließlich die Daumenkante erreichen. Hier befindet sich die kleine, ovale Zone für die Harnblase, die Sie ebenfalls leicht überstreichen können.

Wenn Sie die Nierenzonen massieren, können Sie die kleinen, ihnen angelagerten Reflexzonen für die Nebennieren kaum umgehen. Kein Problem, denn auch diese Behandlung schadet nicht.

Zonen der Geschlechtsorgane und der unteren Lymphgefäße

Unterhalb des inneren Handgelenks werden Organe reflektiert, die für die geschlechtliche Ausprägung des Menschen, für Sexualität und Fortpflanzung verantwortlich sind. Außerdem liegen hier die Reflexzonen der Lymphgefäße, die für Entschlackung und Krankheitsabwehr des unteren Körperbereichs sorgen.

Eierstöcke und Hoden

▶ **Lage:** im Bereich des Handgelenks unterhalb des Kleinfingerballens; am hervorspringenden Handwurzelknochen, der sich oberhalb der Elle und senkrecht in einer Linie zum kleinen Finger befindet

Gebärmutter und Prostata

▶ **Lage:** an der Daumenseite des Handgelenks zwischen dem Ende des Speichenknochens und dem Daumenballen

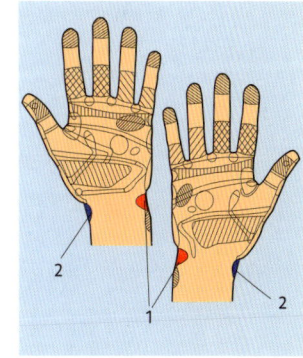

1 *Eierstöcke/Hoden*
2 *Gebärmutter/Prostata*

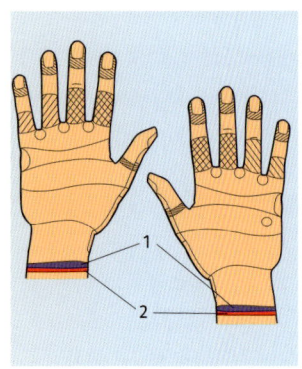

1 Eileiter/Samenleiter
2 Untere Lymphgefäße

Die Lymphgefäße des Unterkörpers sind besonders deutlich in der Leistengegend zu spüren. Hier befinden sich Lymphknoten, die anschwellen können, wenn sich bei Krankheit Abwehrzellen stark vermehren. Auch im gesunden Körper werden über diese Knotenpunkte Fremdstoffe entsorgt.

Eileiter und Samenleiter

▶ **Lage:** Die beiden Behandlungsgebiete (Eierstöcke/Hoden, Gebärmutter/Prostata) werden durch eine weitere, streifenförmige Reflexzone miteinander verbunden: Sie repräsentiert Ei- bzw. Samenleiter. Von ihren Endpunkten an beiden Seiten des Handgelenks zieht sie über die Außenseite des Handgelenks. Wie ein »halbes Armband« verläuft sie also nur im Bereich unter dem Handrücken.

Untere Lymphgefäße

▶ **Lage:** Direkt über der Reflexzone für Eileiter/Samenleiter liegt ein nahezu identischer Behandlungstreifen: Er soll die Verbindung zu den Lymphgefäßen des Unterkörpers herstellen.

▶ **Funktion:** Die Unterleibsorgane sorgen für den Sexualtrieb – und für seine praktische Umsetzung. Sie produzieren Hormone, die für die Unterschiede zwischen Mann und Frau verantwortlich sind, und sie stellen selbst einige der sichtbarsten Unterschiede dar. Von ihnen hängen Lust und Liebe und die Fortpflanzung ab.

Die weiblichen Organe . . .

Die Eierstöcke sind Keimdrüsen, die befruchtungsfähige Eizellen produzieren können. Außerdem bilden sie die Hormone Östrogen und Progesteron. Diese steuern Geschlechtsmerkmale, Sexualverhalten und Fortpflanzung. Monatlich wird eine Eizelle durch den Eileiter in die Gebärmutter entsandt. Kommt es auf diesem Weg zur Befruchtung durch männliches Sperma, nistet sich die Eizelle in der Gebärmutter ein, um zum Embryo zu reifen. Wenn nicht, wird die Eizelle mitsamt der Gebärmutterschleimhaut abgestoßen: Die Regelblutung setzt ein. Vor und während der Menstruation klagen viele Frauen über körperliche und psychische Beschwerden: Schmerzen, Leistungsabfall und schlechte Laune. Diese sind meist nicht so gravierend, dass eine ärztliche Therapie nötig ist. Sanfte Mittel – wie die Reflexzonenmassage – können aber wirkungsvoll helfen.

... und die männlichen

Für männliche Geschlechtsmerkmale und Triebe sorgen die Hoden mit ihrem Hormon Testosteron. Sie produzieren übrigens auch das »weibliche« Östrogen – und das Blut im weiblichen Körper enthält ebenso das »männliche« Hormon. Nur unterschiedliche Mengenverhältnisse sorgen für die kleinen und großen Unterschiede zwischen Mann und Frau. Auch die Hoden sind Keimzellen und produzieren täglich riesige Mengen Spermien. Diese neu gebildeten Spermien werden in den Nebenhoden, einem hinten auf dem Hoden anliegenden Organ, weitergeleitet. Der Samenleiter leitet das Sperma von den Nebenhoden zur Harnröhre. Die Prostata (Vorsteherdrüse) – ein walnussgroßes Organ zwischen Blase und Penis – reichert die Spermien mit einem gleitfähigen Schutzfilm an.

Frauenleiden

Mit etwa 50 Jahren kann es bei Frauen zu einigen typischen Problemen kommen. Die Produktion weiblicher Hormone – wie des Östrogens – lässt allmählich nach. Weil Hormone aber weit reichenden Einfluss auf den ganzen Organismus haben, leiden viele Frauen nun an den Symptomen der Wechseljahre, wie z. B. Kreislaufstörungen, Hitzewallungen, Herzklopfen und depressiven Verstimmungen. Hormonpräparate sollen nicht nur Beschwerden abwenden, sondern auch Kreislauferkrankungen vorbeugen. Denn so lange der weibliche Körper selbst noch ausreichend Östrogene produziert, ist er gegen Herzinfarkte besser geschützt als der männliche Körper.

Hormongaben sind nach wie vor umstritten

Immer wieder wird die Frage diskutiert, ob Östrogengaben Tumore begünstigen. Nach allgemeiner Auffassung sollten Frauen, die keine besonderen Risikofaktoren haben, Hormonbehandlungen nicht scheuen, auch deswegen nicht, da Östrogene auch Einfluss auf die Knochensubstanz haben – fehlendes Östrogen kann Osteoporose fördern. Allerdings besagen neueste Forschungen: Wenn Herz-Kreislauf- oder Gefäßerkrankungen bereits bestehen, wirken Östrogene nicht dämpfend, sondern verstärken das Leiden und erhöhen die Risiken.

Es ist sehr hilfreich, mit Gleichgesinnten über Beschwerden während der Wechseljahre zu sprechen, denn dies erleichtert es, die körperlichen Veränderungen als normalen Vorgang zu sehen, der zum Leben gehört. Neben der Reflexzonenmassage sind Entspannungstechniken und Akupressur ratsam.

Männerleiden

Das klassische Problem von Männern ab etwa 50 Jahren ist eine Vergrößerung der Prostata (die so genannte benigne Prostatahyperplasie, die gutartige Vergrößerung der Prostata). Das Geschwulst ist eigentlich ungefährlich, doch seine Begleitsymptome sind meist sehr unangenehm oder gar schmerzhaft: verstärkter Harndrang, Schmerzen beim Wasserlassen, manchmal auch beim Sex oder aber Schwierigkeiten, die Blase restlos zu entleeren (»Nachtröpfeln«). Als Ursachen gelten frühere Infektionen, hormonelle Veränderungen im Alter, Ernährungsfehler (zu viel Alkohol) und auch zu wenig Sex. Anfangs kann eine Ernährungsumstellung helfen. Im fortgeschrittenen Stadium sind die Einnahme von Medikamenten oder eine Operation oft unumgänglich.

Massagen bringen Linderung

Reflexzonenmassagen können zwar keine Prostatavergrößerung heilen; sie können jedoch Potenzstörungen, die häufig mit Prostatabeschwerden einhergehen und dabei meist psychische Ursachen haben, zuvorkommen. An solchen »Störungen« sind nicht immer partnerschaftliche Probleme schuld, sondern oft auch beruflicher Stress oder sexueller Leistungsdruck. Hier sorgen Massagen für Entspannung; sie geben einerseits Gefühlen die Chance, sich in Ruhe zu entfalten, andererseits helfen sie dem Kopf, sich zu befreien – und nicht verkrampft an den Sexualakt zu denken.

Die Massage der Geschlechtszonen

▶ Umgreifen Sie das rechte Handgelenk mit der Arbeitshand. Deren Daumen liegt am unteren Rand des Daumenballens. Streichen Sie nun mehrere Male sanft über Daumenballen und Handgelenk in Richtung Unterarm.

▶ Kreisen Sie mit der Daumenkuppe über die Reflexzonen für Eierstöcke/Hoden beim hervorspringenden Handwurzelknochen auf der Seite des kleinen Fingers. Stützen Sie dabei das Behandlungsgebiet (also die rechte Hand) von unten ab.

Die Prostata produziert etwa 30 bis 50 Prozent des Ejakulats und bildet außerdem wichtige Nährstoffe, die die Spermien benötigen, z. B. Vitamine, Aminosäuren und Mineralstoffe. Gesteuert wird die Prostata von Hormonen.

▶ Streichen Sie mit dem Zeigefinger über die Eileiter-/Samenleiter-zonen. Dabei umrunden Sie beim Massieren den Rand des Hand-rückens, bis Sie wieder am Beginn des inneren Handgelenks angelangt sind. Knapp unter dem Daumenballen kreisen Sie (am besten mit dem Daumen) in sanften Bewegungen über die Reflexzonen für Gebärmut-ter und Prostata.

▶ In gleicher Weise behandeln Sie nun die linke Hand.

Die Massage der unteren Lymphgefäßzonen

Diese Behandlung geht nicht nur auf die Lymphgefäße des Unterkör-pers ein. Sie fördert darüber hinaus auch den realen Lymphfluss der Hände. Stauungen innerhalb der Extremitäten können dadurch effek-tiv aufgelöst werden.

Dieser Teil der Massage ist daher auch ein idealer Abschluss jeder ande-ren Reflexzonenmassage.

▶ Beginnen Sie auf dem Handrücken. Ihre Zeigefingerkuppe setzt zwi-schen den Grundgelenken des kleinen Fingers und des Ringfingers an. Mit Hilfe der Raupentechnik geht es nun zwischen den Mittelhand-knochen abwärts. Massieren Sie jeden Zwischenraum bis zum Rand der Hand. Diese Massage wiederholen Sie mehrmals – so lange sie Ihnen angenehm ist.

▶ Nun stützen Sie das Handgelenk mit der Arbeitshand (also mit der linken Hand) leicht von unten ab. Durch sanftes Massieren mit der Daumenkuppe regen Sie nun die Lymphzonen unterhalb des Hand-rückens an.

▶ Umfassen Sie schließlich das Handgelenk, wobei die Fingerspitzen auf der Innenseite des Handgelenks liegen. Streichen Sie nun von dort aus mit leichtem Druck mehrmals über den Unterarm.

▶ Zum Schluss streichen Sie zuerst mit der gesamten Handfläche einige Male abwechselnd über die Außen- und Innenseite der linken Hand und führen diese Bewegung schließlich mehrmals bis zum Unterarm fort.

▶ Alle beschriebenen Behandlungsschritte führen Sie nun auch an der linken Hand aus.

Da die Unterleibsorgane stark hormongesteuert sind, ist es bei Potenz-ebenso wie bei Zykluspro-blemen ratsam, auch die Reflexzonen der überge-ordneten Hormondrüsen – vor allem der Hirnanhangs-drüse – zu massieren. Speziell Männer sollten zudem die Nebennieren-zone behandeln.

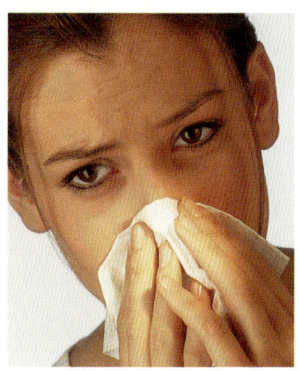

Viele Gesundheitsprobleme lassen sich mit der Reflexzonentherapie lindern.

Alltagsbeschwerden wegmassieren

Leichtere Beschwerden können Sie gut mit Hilfe der Reflexzonenmassage lindern. Verstehen Sie Selbstbehandlungen aber nur als Mittel, um sich Erleichterung zu verschaffen und um vorzubeugen. Selbstverständlich lässt sich nur durch ärztliche Beurteilung feststellen, ob sich hinter vermeintlich harmlosen Symptomen etwas Ernsteres verbirgt. Die Konsultation eines Arztes ist grundsätzlich immer ratsam – und unbedingt erforderlich, wenn Beschwerden längere Zeit andauern oder aber sehr stark sind.

Allergien

Niesreiz, geschwollene Augen und Schleimhäute, Hustenkrämpfe, Atemnot, Juckreiz, Exzeme oder Quaddeln auf der Haut – für all diese Symptome können Allergien verantwortlich sein. Lebensmittel, Pflanzenpollen oder Haustiere, häufig auch Hausstaubmilben, Kosmetika, Nahrungsmittelzusätze sowie Reizstoffe in der Luft können die Auslöser sein. Tatsächlich kann so gut wie alles eine Allergie herbeiführen.

Kleine Ursache – große Wirkung

Allergene sind häufig auch die Ursache des Bronchialasthmas. Überreizte Schleimhäute führen hierbei zu einer akuten Verengung der Bronchien und machen das Atmen zur Qual. Immer mehr Kinder sind von diesem Leiden betroffen.

Das Immunsystem reagiert allergisch und zeigt Überreaktionen auf die meist körperfremden Substanzen (Allergene). Antikörper lösen nach dem Eindringen der Allergene heftige, entzündliche Abwehrreaktionen aus. So braucht nur etwas Blütenstaub in der Luft zu liegen, und schon schwillt die Nase des Allergikers zu. Die schwerste allergische Reaktion ist der so genannte anaphylaktische Schock: Große Mengen an Allergenen gelangen ins Blut, es kommt u. a. zu einer Gefäßerweiterung, der Blutdruck sinkt ab, und der Kreislauf versagt.

Ob und worauf ein Mensch allergisch ist, kann medizinisch festgestellt werden. Ein ermitteltes Allergen sollte man dann möglichst meiden. Entzündungshemmende Mittel beugen Anfällen vor oder hemmen sie. Wissenschaftliche Tests besagen außerdem, dass Stress und seelische Konflikte die Neigung zu allergischen Reaktionen erhöhen. Folgerichtig wird diese Neigung durch eine entspannende Methode wie die Handreflexzonenmassage gesenkt.

Reflexzonenmassage bei leichten Allergien

▶ Streichungen der oberen Lymphgefäße, entlang der »Schwimmhäute« Ihrer Hände (Seite 36f.), können befreiend auf die Atemwege wirken und das Entgiftungssystem in Schwung bringen. Diese Zonen sollten Sie leicht mit Zeigefinger und Daumenkuppe zupfen.

▶ Behandlungen der Hypophysenzone (Seite 34), der Schilddrüsenzone (Seite 35) und der Nebennierenzonen (Seite 45f.) sollen überschießende Reaktionen des Körpers dämpfen. Sie liegen auf beiden Handflächen in der Mitte des obersten Daumenglieds, über dem Grundgelenk des Daumens, sowie im mittleren Handflächenbereich zwischen Zeige- und Mittelfinger. Auch die Nierenzonen direkt unter den Nebennierenzonen (Seite 55ff.) sollten massiert werden.

▶ Zu empfehlen ist zudem die Massage der Magenzonen, die auf beiden Handflächen beim oberen Daumenansatz liegen (Seite 51f.), sowie der Darmzonen auf dem untersten Drittel der Handfläche (Seite 52ff.).

Ängste

Angst ist nicht immer eine Krankheit, löst aber deutliche körperliche Reaktionen aus: große Erregung oder aber ein Gefühl bleierner Lähmung und Einengung. Nicht selten treten beide Stimmungslagen vermischt auf. Körper und Seele rufen zur Tat, schrecken aber gleichzeitig vor ihr zurück. Bei Angst vor Prüfungen und anderen wichtigen Ereignissen, Existenzsorgen, Furcht vor dem Tod oder vor Krankheiten können Handreflexzonenmassagen entlastend wirken.

Wenn die Psyche beteiligt ist, bietet sich immer auch die allgemeine Reflexzonenmassage von »oben nach unten« an. Dabei beschäftigt man sich auf systematische, rituelle Weise mit den eigenen Händen, was an sich schon eine therapeutische Wirkung hat.

Hinter der Angst vor der Einsamkeit steckt oft auch die Angst, verlassen zu werden oder sich mit sich selbst auseinander setzen zu müssen. Auch hier kann die Handreflexzonenmassage wertvolle Dienste leisten, denn sie rückt den Wert der eigenen Person in den Vordergrund und bedeutet Beschäftigung mit sich selbst. Viele Tätigkeiten, die Angst auflösen können (z. B. unter Menschen gehen oder ein Buch lesen), werden gerade durch die Angst blockiert – nicht aber das Massieren der Hände, um über das unmittelbar Manuelle auf andere Gedanken zu kommen.

Die lähmende Angst sorgt dafür, dass selbst einfache Gegenmaßnahmen nicht mehr unternommen werden können – der Ängstliche kann nicht aufstehen, nicht sprechen, nichts wirklich wahrnehmen. Nach den eigenen Händen zu greifen, kostet hingegen kaum Überwindung.

Das Leben in die Hand nehmen

Die Grenze zwischen normalen und übersteigerten Ängsten ist schwer zu ziehen. Manche Menschen bewahren sich ihre kindliche Panik vor Dunkelheit bis ins Erwachsenenalter, auch die Furcht vor Insekten, engen Räumen oder Menschenmengen ist häufig. Angst ist ein wichtiger Instinkt, der uns blitzschnell vor Gefahren warnen soll und deshalb nicht immer rational erklärbar ist. Wenn aber unbegründete Ängste zur Qual werden und das Leben dadurch behindern, ist eine psychologische Behandlung nötig.

Reflexzonenmassage bei Ängsten

Bereits zielloses Reiben und Drücken kann befreiend sein. Doch es gibt auch spezielle Reflexzonen, deren Massage positiv wirken kann:
▶ Streichen Sie gleichzeitig mit abgewinkelten Zeigefingern über beide Daumen; die Gehirn- und Hypophysenzonen befinden sich auf der Innenfläche der obersten Daumenglieder (Seite 33f.).
▶ Auf diese Weise lässt sich auch die Schilddrüsenzone (Seite 35), die körperliche Aktivität und Stresshormone beeinflusst, behandeln. Sie können über diese Zonen, die über den Daumengrundgelenken zwischen Daumen und Zeigefinger liegen, auch sanft rollen.
▶ Wenn Sie die Handfläche zwischen den Fingergrundgelenken bis etwa zur Handmitte durchmassieren, harmonisieren Sie dabei Atmung und Kreislauf. Achten Sie auch auf die Nierenzonen (Seite 55ff.) und

Nebennierenzonen (Seite 45f.). Die Nieren reagieren oft mit erhöhtem Wasserumsatz, was zu verstärktem Handrang führt. Die chinesische Heilkunde glaubt, dass Angst die Nieren schädigen kann, aber durch Beeinflussung der Nieren lässt sich Angst auch auflösen.

▶ Der Magen- und Darmbereich (Seite 51ff.) ist bei Angst oft verkrampft und verstopft: Denn auch der vegetative Rhythmus des Körpers wird durch das Gefühl verunsichert. Und sprichwörtlich müssen Ängste verarbeitet und verdaut werden. Wenn Sie die Handflächen im Bereich der »Schwimmhaut« zwischen Daumen und Zeigefinger und im Bereich der großen Ballen behandeln, führen Sie vielleicht auch negative Gedanken ab.

▶ Besonders hilfreich ist der sanfte Druck der Daumenkuppe auf die Zone des Solarplexus, die im Zentrum der Handfläche liegt (Seite 47f.). Das Nervengeflecht reagiert sensibel auf Ängste und verspannt dadurch Atmung und Verdauung. Seine Behandlung kann erleichternde und harmonisierende Wechselwirkungen zwischen Körper und Psyche auslösen.

Augenprobleme

Der einfachste Weg, Kurz- oder Weitsichtigkeit auzugleichen, ist eine Brille. Immerhin lässt sich auch durch Augentraining einiges gegen schlechtes Sehen ausrichten. Sehübungen, bei denen man beispielsweise abwechselnd nahe, dann ferne Objekte fixiert oder den Augapfel behutsam kreisen lässt, sind für alle empfehlenswert, die ihre Dioptrienzahl verringern oder zumindest erhalten wollen.

Die Reflexzonenmassage kann das Sehvermögen zwar positiv beeinflussen, aber bei allen Sehstörungen gilt: Lieber den Arzt befragen, als selbst herumdoktern! Neben einer Über-, Weit- oder Kurzsichtigkeit können auch Schäden an Bindehaut, Netzhaut, Linse oder Sehnerv aufgrund ernster Erkrankungen die Ursache für die Fehlsichtigkeit sein. Häufig gerötete Augen, verschwommenes Sehen oder ein Druckgefühl müssen untersucht werden. Ein rechtzeitiger medizinischer Eingriff ist häufig die beste Chance, das Augenlicht zu erhalten.

Die Augen gelten seit alters als Spiegelbild der Seele – tatsächlich zeichnen sich Gefühle oft sehr deutlich in ihnen ab. Die chinesische Heilkunde nimmt die Verbindung von Augen und Herz wörtlich. Bei Sehproblemen wird auch die Herzfunktion untersucht und umgekehrt. Außerdem gilt das Herz als Hüter der Seele. Und so kann ein trüber, verschwommener Blick mit psychischen Problemen zusammenhängen.

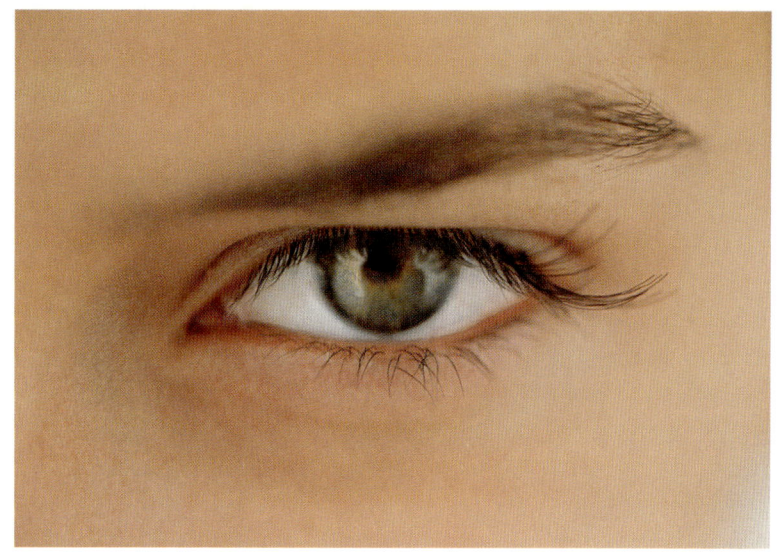

Leichtere Augenbeschwerden können mit der Reflexzonentherapie sehr effektiv behandelt werden. Unbedingt ausgeschlossen müssen aber ernsthafte Erkrankungen sein!

Sensibel und kostbar – unsere Augen

Manche Augenprobleme sind die Folge von Störungen anderer Organe, von Kreislaufkrankheiten oder Stress. Eine Bindehautentzündung kann ebenso durch Staubpartikel ausgelöst werden wie im Zusammenhang mit einer Grippe. Oft spüren und sehen wir die Überreizung unserer Augen, wenn wir zu lange auf Fernseh- oder Computerbildschirme geschaut haben oder uns in verrauchten Räumen aufhielten. Trockene, gerötete Augen können nicht nur mit physischer, sondern auch mit geistiger Überforderung zusammenhängen. Die Reflexzonenmassagen besänftigen das Gemüt und klären dadurch den Blick. Sie dämpfen auch körperliche Anspannung, die sich, z. B. über Bluthochdruck, auf die Augen auswirkt.

Bei Augenreizungen helfen Kühlung und Augenbäder. Fremd- oder Reizstoffe sollten sofort ausgewaschen werden. Bei andauernden Beschwerden muss umgehend ein Augenarzt aufgesucht werden.

Reflexzonenmassage bei Augenbeschwerden

▶ Massieren Sie die Augenzonen (Seite 35f.), wenn Ihre Augen müde oder gereizt sind. Die Zonen liegen auf beiden Handseiten auf den unteren Gliedern von Zeige- und Mittelfinger.

▶ Bei leichten Beschwerden nach einem aufreibenden Tag hilft zur allgemeinen Regeneration die Massage der Gehirnzonen, die auf den Daumenkuppen liegen (Seite 33), der Atem- und Kreislaufzonen, die im Bereich des oberen Teils der Handfläche liegen, sowie leichter Druck auf die Zone des Solarplexus, im Zentrum der Grenzlinie zwischen den beiden oberen Dritteln der Handfläche (Seite 47f.).

Depressive Verstimmungen

Depressive Verstimmungen ähneln der Angst, weil sie auch unsere Kräfte lähmen können. Das Leben erscheint auf einmal sinnlos und furchtbar, die Welt trüb und grau. Aus Lebensmut ist Schwermut geworden. Solche Stimmungen hat jeder schon einmal erlebt. Sie überfallen einen nach dem Tod oder der Trennung von geliebten Menschen oder ohne ersichtlichen Grund an einem Sonntagnachmittag. Besonders in der dunklen Jahreszeit und bei Regenwetter sind viele Menschen davon betroffen. Das Fehlen des Sonnenlichts lässt dem stimmungsdämpfenden Hormon Melatonin zu starken Einfluss.

Die Finsternis der Seele

Wird aus depressiven Verstimmungen eine richtige Depression, handelt es sich um eine ernsthafte Erkrankung, die in psychologische Behandlung gehört. Die ersten Symptome sind wenig auffallend: Kopfschmerzen, Müdigkeit und Appetitmangel. Die Betroffenen schwanken zwischen Niedergeschlagenheit und Überschwang. Oft werden biochemische Störungen im Gehirn festgestellt. Medikamente (Psychopharmaka, aber auch Naturheilmittel, wie z. B. Johanniskraut) können gestörte Prozesse ausgleichen und zur Heilung führen.

Die Reflexzonenmassage kann bei alltäglichen leichten Stimmungstiefs neuen Schwung bringen und dadurch Körper und Gedanken erleichtern.

Achtung Bei schweren Depressionen darf die Behandlung nur unter ärztlicher Aufsicht durchgeführt werden!

Trübsinn findet zwar in der Seele statt, lässt sich aber durch einfache körperliche Methoden bekämpfen: Massagen, lange Spaziergänge, Sport oder Wechselduschen helfen u. a., weil sie den Kreislauf (und damit die Sauerstoffversorgung des Gehirns) sowie körpereigene »Glückshormone«, wie z. B. die Endorphine, anregen.

Massagen nützen zweifach

▶ Ihr entspannender Effekt sorgt für eine bessere Entfaltung der Selbstheilungskräfte. Ziel des Körpers ist es, sein gesundes Gleichgewicht wieder zu erlangen. Diese natürliche Neigung nach einem harmonischen Zusammenspiel aller Funktionen wird häufig auch Homöostase genannt.

Je weniger dieses Bestreben durch Nervosität oder Sorgen gestört wird, desto wirksamer wird es.

▶ Die Wirkung auf Blut- und Lymphkreislauf regt Abwehrzellen und die Entsorgung von Abfallstoffen an. Beides dient auch der Vorbeugung gegen Krankheiten.

Homöostase bedeutet das Gleichgewicht aller Körperfunktionen, also u. a. die Stabilität des Verhältnisses von Blutdruck, Körpertemperatur und pH-Wert des Bluts.

Reflexzonenmassage bei depressiven Verstimmungen

▶ Die Gehirn- und Hypophysenzonen auf der Daumenkuppe (Seite 33f.) sowie die Schilddrüsenzone über dem Grundgelenk des Daumens (Seite 35) sollten massiert werden; dabei werden die Daumen von oben nach unten mit Zeigefinger und Daumen der Arbeitshand sanft »durchgerubbelt«.

▶ Auch die anderen Finger werden auf diese Weise behandelt. Die Anregung dieser sensiblen Glieder ist insgesamt sehr wohltuend. Zudem werden die Sinnesorgane Augen und Ohren für den Kontakt mit der Außenwelt aktiviert.

▶ Auf dem oberen Teil der Handfläche befinden sich die Zonen für Atmung, Kreislauf, Stoffwechsel sowie die der Nebennieren (Seite 45f.). Die zugehörigen Organe können direkt oder indirekt am Stimmungstief beteiligt sein und sollten daher sanft massiert werden.

Wie bei der Angst ist oft schon die bloße Beschäftigung mit den eigenen Händen wohltuend und entspannend. Der Betroffene kommt auf andere Gedanken.

Erkältungen

Erkältungen gelten als alltägliche, »normale« Krankheiten. Letzteres ist nicht völlig abwegig, denn Infekte trainieren das Immunsystem. Im Kontakt mit Erregern lernt es, Milliarden von Keimen, die sich in der

Luft, in der Nahrung oder auf der Haut befinden, unschädlich zu machen. Zahllose Kinderkrankheiten sind sozusagen die Grundschule unserer Abwehrkräfte. Sie speichern zunehmend Informationen über feindliche Eindringlinge und entwickeln die besten Gegenstrategien. Eine penibel keimfreie Umgebung ist für Kinder deshalb langfristig gesehen nicht sehr gesund.

Auch bei Erwachsenen haben geringfügige Auseinandersetzungen mit fremden Keimen einen positiven Nebeneffekt. Bei ihnen schadet übertriebene Körperhygiene ebenso der Haut und nimmt dem Immunsystem die Möglichkeit, sich gegen eindringende Mikroben, Milben und Pilze zu wehren. Diese braucht es aber, um die Abwehrkräfte zu stärken und bei ernsteren Infektionen entsprechend fit zu sein.

Kräftigung des Immunsystems

Aus einem weiteren Grund sollte bei leichten Erkältungen – und bei leichtem Temperaturanstieg – nicht sofort zu Medikamenten gegriffen werden (sondern besser zu einem schonenden Naturheilmittel). Die Selbstheilungskräfte werden dadurch wieder richtig aktiviert. Die Leukozyten (weiße Blutkörperchen) greifen Schadstoffe und feindliche Zellen an. Entzündungs- und fiebersenkende Medikamente hemmen dagegen diese Entgiftung. Wenn Sie also die Immunarbeit auf natürliche Weise fördern, sorgen Sie zugleich für eine Verbesserung des eigenen Immunsystems und für die Krankheitsprophylaxe.

Besteht eine allgemeine Abwehrschwäche?

Wenn Sie häufig unter Schnupfen, Husten oder Halsschmerzen leiden, sind zahlreiche körperliche oder auch psychische Ursachen denkbar. Mitunter ist das Immunsystem selbst gestört, was ein Arzt untersuchen muss. Vielleicht überfordert aber auch ein Übermaß an Abfallstoffen den Körper, weil beispielsweise Abbauprodukte des Stoffwechsels oder Nahrungsreste im Darm nicht optimal entsorgt werden. Tatsächlich kann auch eine schlechte Verdauung Atemwegserkrankungen auslösen. Nahrungsreste faulen und geben viele Giftstoffe frei,

Nach Meinung mancher Experten sollten sich ältere, geschwächte Menschen und Menschen, die häufig in Kontakt mit anderen stehen, jährlich gegen Grippe impfen lassen. In jedem Fall ist aber die Unterstützung des Immunsystems durch eine ausgewogene, vitaminreiche Ernährung und genügend Bewegung anzuraten.

die dann durch das Blut bis in die Atemwege gelangen. Die Schleimhäute schwellen an, der Betroffene muss niesen und husten. In diesen Abfallprodukten finden eindringende Krankheitserreger einen guten Nährboden. Bei hoher Schadstoffbelastung überfordern sie das Immunsystem – ein Schnupfen oder eine Bronchitis entsteht, und Grippeviren können sich leicht ausbreiten. Kälte ist für die oberen Atemwege eine besondere Herausforderung: Die Blut- und Lymphgefäße verengen sich, Abwehrzellen reagieren träger, und Schadstoffe werden verlangsamt ausgestoßen. Erreger wie Bakterien und Viren können sich bei Minusgraden besser im Körper einnisten. Gerade in der kalten Jahreszeit ist es deshalb wichtig, durch gesunde Ernährung, viel Bewegung und durch Massagen vorzubeugen.

Reflexzonenmassage bei Erkältungen

▶ Gereizte Schleimhäute von Nase und Rachen werden über die entsprechenden Zonen des oberen Daumenglieds mit einer sanften Massage behandelt (Seite 34).
▶ Anschließend reiben Sie über die Nebenhöhlenzonen auf den obersten Fingergliedern (Seite 35).
▶ Die Entsorgung von Schadstoffen wird durch Streichungen der »Schwimmhäute« zwischen den Fingern angeregt.
▶ Die Funktionen von Lunge und Bronchien werden gestärkt, indem der obere Teil der Handfläche von oben nach unten massiert wird (Seite 43f.). Das erfrischt auch den Kreislauf.
▶ Die Milz ist eine wichtige Zentrale des Abwehrsystems. Deshalb sollte auch ihre Zone auf der linken Hand bedacht werden; sie liegt unterhalb des Zwischenraums Zeigefinger/Mittelfinger und oberhalb der Schwimmhaut des Daumens (Seite 48f.).
▶ Die Behandlung der Nierenzonen – zwei Finger breit entfernt vom Daumenansatz (Seite 55ff.) – soll die Abfallbeseitigung über den Urin fördern. Gehen Sie weiter über die Harnleiterzonen (Seite 55ff.) – schräg die Handfläche hinunter – bis zur Harnblase an der Handkante.
▶ Massieren Sie schließlich den gesamten Darmbereich im untersten Viertel der Handfläche (Seite 52ff.).

Weil Reflexzonenbehandlungen eine erwärmende Wirkung haben, sollten sie bei schwerem Fieber nicht angewendet werden. Sie helfen hingegen, wenn die Haut blass ist und fröstelt. Bei leichten Erkältungen sind rechtzeitige Wärmeanwendungen – heiße Kräutertees, Bäder und Inhalationen – wichtig, um die Ausbreitung »hitziger« Entzündungen zu verhindern.

Erschöpfung

Erschöpfung kann man auch genießen – wenn man nach einem anstrengenden Tag die Beine hoch legt und sich eine angenehme, befriedigende Müdigkeit einstellt. Ganz anders ist es bei der zermürbenden Erschöpfung. Körper und Geist fühlen sich ausgereizt und leer. Berufliche und private Sorgen oder Überarbeitung sind oft die Ursachen. Sie bewirken auch, dass man tagsüber mit seinen Gedanken auf einmal ganz woanders ist, dass einem die Augen zufallen und dass einfache Aufgaben extrem schwer fallen.

Körperliche Symptome für Erschöpfung

Die Symptome sind vielseitig: Seh- und Durchblutungsstörungen, Schweißausbrüche, Schlaflosigkeit, Appetitlosigkeit oder plötzlicher Heißhunger, bleierne Müdigkeit und Verdauungsbeschwerden. Der Körper warnt. Er ist überfordert, muss an die Reserven gehen. Diese Signale sollten ernst genommen werden. Man sollte daher nicht versuchen, sich mit Gewalt an immer höhere Anforderungen zu gewöhnen. Unerwartet kann es zum seelischen oder geistigen Kollaps oder zu einer ernsten Krankheit kommen. Wichtig ist es, die Ursachen für Erschöpfung zu erkennen und auszuschalten. Die Reflexzonenmassage begünstigt den Wiederaufbau des Organismus. Ebenso lässt sich mit ihrer Hilfe der Alltag vergessen und die dringend nötige Entspannung einleiten. Bei ständiger Erschöpfung sollte jedoch unbedingt ein Arzt aufgesucht werden.

Je mehr eine Aufgabe fordert, desto größer ist oft das Verlangen nach kurzfristigen Energielieferanten wie tierischen Fetten und zuckerreichen Produkten. Gemüse und Obst, auch in Form von Säften, sowie Milchprodukte und Nudeln versorgen Sie nachhaltiger. Die Kohlenhydrate dieser Nahrungsmittel werden nicht so schnell wieder abgebaut. Ihre Vitamine und bioaktiven Stoffe schützen zusätzlich das Immunsystem.

Reflexzonenmassage bei Erschöpfung

▶ Streichen Sie mit kreisenden Bewegungen sanft über die Hypophysenzone (Seite 34) und Schilddrüsenzone am Daumen (Seite 35).
▶ Massieren Sie dann die Atem-Kreislauf-Zonen auf dem oberen Teil der Handfläche.
▶ Anschließend wird die Zone des Solarplexus, direkt im Zentrum der oberen Hälfte der Handfläche (Seite 47f.), stimuliert.

Herz-Kreislauf-Beschwerden

Wenn Sie unter Schmerzen in der Brust oder am linken Arm leiden, schnell aus der Puste kommen, schon bei einfachen Anstrengungen einen roten Kopf bekommen oder Ihr Herz oft wie panisch klopft, sollten Sie zum Arzt gehen. Diese Symptome deuten auf ernsthafte Störungen des Herz-Kreislauf-Systems hin. Es können Blutdruckprobleme, Gefäßverengungen oder Herzmuskelschwäche vorliegen, die unbedingt medizinisch betreut werden müssen. Herz-Kreislauf-Erkrankungen sind in Deutschland die häufigste Todesursache. 200 000 Menschen sterben jährlich daran. Oft spielen dabei mehrere Faktoren zusammen, wie beispielsweise Bluthochdruck und eine schleichende Gefäßverengung. Bluthochdruck belastet Herz und Arterien gleichermaßen. Fettstoffe wie das Cholesterin lagern sich in den Blutbahnen ab. Das Blut wird zähflüssiger, fließt langsamer. In verengten Adern bleiben Blutpfropfen (Thromben) hängen, was zum Verschluss des Versorgungswegs führen kann. Lösen sie sich ab und schwimmen mit dem Blutkreislauf, können sie im schlimmsten Fall in wichtigen Blutbahnen von Herz, Lunge oder Gehirn steckenbleiben. Embolien (Verstopfung eines Blutgefäßes) oder Infarkte sind die Folgen.

> Eine zu stark fettreduzierte Ernährung kann schaden. Laut einer Studie hat ein Fettanteil unter 30 Prozent keinen Einfluss mehr auf das LDL-Cholesterin, welches Blutgefäße verengen kann. Dafür verringert sich der Pegel des »guten« HDL-Cholesterins.

Es muss nicht so weit kommen

Eine ausgewogene Ernährung, viel körperliche Bewegung, kein Nikotingenuss, wenig Alkohol und eine gelassene und optimistische Lebensweise können vorbeugend wirken. Massagen wirken dabei unterstützend, da sie Körper und Geist harmonisieren und regenerieren. Bei erkennbaren Erkrankungen dürfen sie jedoch nur unter ärztlicher Kontrolle angewendet werden. Wenn jedoch aufgrund seelischer Nervosität der Kreislauf instabil ist, vor Wut das Blut in den Schläfen pocht, ist die Reflexzonenmassage ein guter Weg zur Mäßigung. Forschungen zeigen, dass aufgestauter Ärger neben Stress ein wichtiger Faktor für Kreislaufleiden ist. Außerdem empfiehlt sich die Reflexonenmassage, wenn die Hände kalt sind und der Blutdruck aufgrund von Wetterumständen, Verdruss oder Unwohlsein zu niedrig ist.

Reflexzonenmassage bei Herz-Kreislauf-Beschwerden

▶ Massieren Sie sowohl Gehirnzone (Seite 33) als auch Hypophysenzone (Seite 34) auf den obersten Daumengliedern auf der Handfläche. Auch die Zone der Schilddrüse oberhalb des Daumengrundgelenks (Seite 35) ist relevant.

▶ Ratsam ist neben der Herzzone auf der linken Handfläche, unterhalb der Grundgelenke von kleinem und Ringfinger (Seite 44f.), die Massage des gesamten Atem-Kreislauf-Bereichs auf dem oberen Teil der Handfläche.

▶ Weiterhin sollten die Nebennierenzonen – unterhalb der Ansätze von Zeige- und Mittelfinger, etwa auf Höhe der »Schwimmhäute« der Daumen (Seite 45f.) – massiert werden.

▶ Auf die Zone des Solarplexus – in der Mitte der Handfläche, etwa einen Finger breit unter den Grundgelenken (Seite 47f.) – sollte leichter, stetiger Druck ausgeübt werden.

Kopfschmerzen

Stress, Erkältungen, Augenkrankheiten oder Wirbelsäulenleiden haben gemeinsam, dass sie alle Kopfschmerz auslösen können. Kopfschmerz ist Begleitsymptom zahlloser Krankheiten, bedeutet oft aber nur eine vorübergehende Unpässlichkeit: Wir spüren ihn, wenn wir verkrampft auf Computerbildschirme starren, in schlecht belüfteten Räumen sitzen oder überarbeitet sind. Bewegung, »Abschalten« und die Reflexzonenmassage sind Gegenmittel, die rasch helfen können.

Viele Ursachen sind möglich

Daneben gibt es Kopfschmerzen, die oft wiederkehren, sich aber nicht leicht erklären lassen. Sie äußern sich als dumpfe Spannungsgefühle oder bohrende Schmerzen. Treten letztere regelmäßig auf – Betroffene klagen oft auch über einseitige, hämmernde Schmerzen –, kann es sich um eine Migräne handeln. Die genauen Ursachen sind noch nicht

Nur wer selbst einmal unter einer Migräneattacke gelitten hat, kann sich das Leiden vorstellen. Schmerzen und Übelkeit, aber häufig auch Wahrnehmungsstörungen trennen die Betroffenen buchstäblich von der Welt: Sie scheint sich vor den eigenen Augen aufzulösen und zu zerspringen. Jetzt ist jedes Medikament recht, das Hilfe verspricht. Um nicht nur die Symptome zu lindern, sollten Therapien, wie z. B. die Akupunktur oder die Reflexzonentherapie, genutzt werden.

geklärt. Fest steht, dass ein Anfall mit einer unnormalen Durchblutung und einer Verkrampfung von Blutgefäßen einhergeht. Die häufigsten Begleiterscheinungen sind Schwindel, Übelkeit, Sehstörungen und Erbrechen. Konkrete Auslöser für einen Anfall sind oft äußere Reize (Lichtblitze), bestimmte Lebensmittel, Alkohol und Stress. Für alle Formen wiederkehrenden Kopfschmerzes, die nicht auf eine andere Krankheit zurückzuführen sind, sollten immer auch seelische Ursachen angenommen werden: familiäre Probleme, mangelndes Selbstvertrauen, Überforderung und Schuldgefühle.

Aktivierung der Selbstheilung

Bei gelegentlich auftretenden oder chronischen Kopfschmerzen haben sich Therapien wie die Reflexzonenmassage als erfolgreich erwiesen. Sehr zu empfehlen sind aber auch die Akupunktur und Akupressur. Sie regen u. a. die Ausschüttung körpereigener Schmerzmittel, wie z. B. der Endorphine, an. Möglicherweise regulieren sie auch gestörte biochemische Vorgänge im Körper. Bei häufigen oder ungewöhnlichen Kopfschmerzen, etwa nach körperlicher Belastung, sollten Sie ärztlichen Rat einholen.

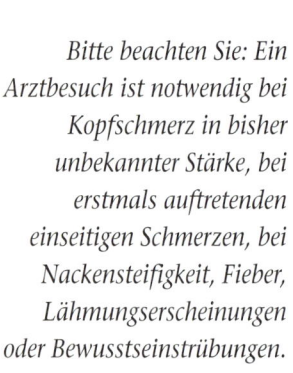

»Das bereitet mir Kopfschmerzen.« Der Kopf reagiert tatsächlich gerne auf private oder berufliche Überforderung mit Druckgefühlen oder Stichen. Leiden Sie unter dieser Art von Schmerz, sollten Sie für ein paar Minuten alle Probleme vergessen und Ihre Hände massieren. Das sorgt nicht nur für körperliche Erleichterung, sondern oft auch für eine gelassenere Einstellung.

Bitte beachten Sie: Ein Arztbesuch ist notwendig bei Kopfschmerz in bisher unbekannter Stärke, bei erstmals auftretenden einseitigen Schmerzen, bei Nackensteifigkeit, Fieber, Lähmungserscheinungen oder Bewusstseinstrübungen.

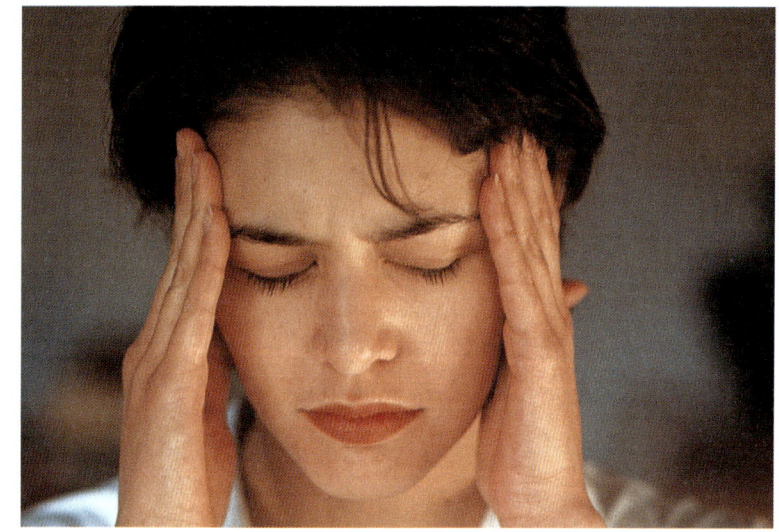

Reflexzonenmassage bei Kopfschmerzen

▶ Die gesamten Kopfzonen (Seite 33ff.) auf den Fingern sollten behandelt werden (vor allem Gehirn, Hormondrüsen und Sinnesorgane). Massieren Sie sämtliche Finger von den Kuppen bis zu den Grundgelenken.

▶ Manchmal sind Verspannungen an Schultern, Nacken und der Wirbelsäule für Kopfschmerzen verantwortlich. Massieren Sie die Zonen der Schultermuskulatur auf beiden Händen (Seite 41) und die Räume zwischen den Gelenken auf dem oberen Teil der Handflächen. Berücksichtigen Sie außerdem die oberen Wirbelsäulenzonen – beginnend unter dem Nagelrand des Daumenrückens (Seite 38ff.).

▶ Auch die Zone des Solarplexus (Seite 47f.) sollte beachtet werden.

Die Massage ist besonders wohltuend, wenn ein Partner »zur Hand« ist: Endlich gibt es nichts mehr zu tun, man kann sich fallen und verwöhnen lassen.

Magen-Darm-Leiden

Auf den Magen schlagen Nervosität, Angst und Stress ebenso wie verdorbene Lebensmittel, Krankheitserreger, einseitige Kost und Alkohol. Zahlreiche Faktoren können zu einer Schwächung der Magenschleimhaut führen – oder zu einem Übermaß an scharfen Magensäften. Der Magen wird schmerzhaft angegriffen. Eine geschwächte oder überstrapazierte Schleimhaut – wenn beispielsweise zu viel Kaffee getrunken wird oder zu scharf gewürzte Speisen gegessen werden – erhöht die Anfälligkeit für Entzündungen und Geschwüre.

Psychosomatische Ursachen

Den Zusammenhang zwischen seelischen Belastungen und Darmstörungen kennen viele aus eigener Erfahrung. Verstopfungen oder auch Durchfall können entstehen, wenn das vegetative System durch überreizte Nerven aus der Balance gerät. Hier besteht die Gefahr, aus einem psychosomatischen Leiden ein somatisches (körperliches) zu machen: Fühlt man sich schlecht, »gönnt« man sich häufig fett- und zuckerreiche Nahrung. Beides schadet dem Verdauungssystem und

Es gibt zahlreiche Ursachen von Magen-Darm-Störungen, wobei aber vor allem die persönlichen Erfahrungen deutliche Zusammenhänge aufzeigen. Manche Menschen leiden an ihrem Verdauungstrakt vor allem nach üppiger Kost, andere werden dadurch auf ihren hohen Kaffee- und Zigarettenkonsum oder auf ihre hektische Lebensweise hingewiesen.

trägt dazu bei, dass sich Leiden organisch verfestigen. Auch schnelles, hektisches Essen – oft ein Begleitsymptom von psychischem Stress –, bei dem die Nahrung unzureichend verdaut wird, trägt dazu bei. Ob der erste Anstoß für ein Magen-Darm-Leiden nun auf psychischen oder organischen Faktoren oder Krankheitskeimen beruht – das Ausmaß und den richtigen Umgang mit den Störungen kann nur eine ärztliche Diagnose klären.

> Die Reflexzonenmassage führt nicht automatisch wie ein Medikament zum Ziel oder zur Linderung eines Leidens. Wer sie anwendet, spricht die tieferen Ursachen des Leidens an.

Magen und Darm vorbeugend stärken

Einen guten Schutz gegen Magen-Darm-Leiden bietet eine ausgeglichene Ernährung mit viel Obst und Gemüse. Deren Ballaststoffe regen einen gesunden Transport der Nahrung an. Hierfür sorgen auch körperliche Bewegung und ausreichendes Trinken.

Bei Durchfall muss von einer hohen Belastung durch Schadstoffe oder Krankheitserreger ausgegangen werden, die der Darm »herauswaschen« will. Verstopfung bedeutet häufig Darmträgheit infolge falscher Ernährung und Bewegungsmangel. Beides führt auch dazu, dass Nahrungsreste vermehrt im Dickdarm liegen bleiben. Mikroorganismen zersetzen sie, und Fäulnisgifte werden frei, die dem gesamten Organismus schaden. An den Darmwänden können sich Entzündungen bilden.

Achtung Abführmittel sollten allenfalls nur für kurze Zeit und nach Absprache mit einem Arzt genommen werden. Langfristig können sie die Darmtätigkeit zusätzlich schwächen und dem Körper wichtige Mineralien entziehen.

Selbstbesinnung ist wichtig

Eine gesunde Tätigkeit von Magen und Darm wird auch durch eine gesunde Atmung unterstützt. Wer nicht oberflächlich, sondern mit dem Bauch atmet, fördert die Aktivität des Zwerchfells. Dieses übt wiederum Druck auf die Verdauungsorgane aus. Rumort der Bauch oder scheint er in seiner Arbeit blockiert, hat die Reflexzonenmassage eine ausgleichende Wirkung.

Reflexzonenmassage bei Magen-Darm-Leiden

▶ Treten Verdauungsbeschwerden bei psychischer Anspannung auf, ist die Massage der Gehirnzone (Seite 33) und Hypophysenzone, auf beiden Handflächen auf dem obersten Glied des Daumens (Seite 34), und der Atem- und Kreislaufzone, auf dem oberen Teil der Handfläche, ratsam. Insbesondere sollte die Zwerchfellzone (Seite 46f.) massiert werden. Sie grenzt an das obere Drittel der Handfläche.

▶ Sanfter Druck auf die Zone des Solarplexus, in der Mitte der Zwerchfelllinie (Seite 47f.) soll für Entkrampfung und Harmonisierung sorgen.

▶ Massieren Sie bei Magenbeschwerden nicht nur die Magenzone oberhalb der »Schwimmhaut« des Daumens (Seite 51f.), sondern auch die Zonen der anderen Verdauungsorgane: die Dünndarmzone zwischen den beiden großen, unteren Handballen auf der Handfläche sowie die sie einrahmende Dickdarmzone (Seite 52ff.).

▶ Bei Magen-Darm-Beschwerden massieren Sie zuerst die Zonen für Magen und Bauchspeicheldrüse (Seite 51f.), dann die des Dünndarms (Seite 52ff.). Es folgt der aufsteigende, querliegende und absteigende Dickdarm auf der rechten und der linken Handfläche. Schließlich gehen Sie weiter über die Mastdarm- zur Afterzone (Seite 52ff.).

▶ Zusätzlich kann auch die Einwirkung auf alle entgiftenden Zonen, auf obere (Seite 36f.) und untere Lymphgefäße (Seite 58), Milz (Seite 48f.), Leber (Seite 50) und Nieren (Seite 55ff.) nicht schaden.

Rücken- und Gelenkbeschwerden

Rückenschmerzen gehören mittlerweile zu den so genannten Volksleiden – jeder kennt sie, viele leiden darunter. Für Wirtschaft und Versicherungen sind sie ein enormer Kostenfaktor, weil die große Mehrheit aller Krankmeldungen mit dem Rücken begründet wird. Dass sich der Rücken nach langer sitzender, stehender oder hebender Tätigkeit unangenehm bemerkbar machen kann, lernen wir früh. Dauernde Überlastung sowie falsches Heben oder Sitzen können jedoch vor allem im fortgeschrittenen Alter tückische Leiden verursachen.

Verschleiß ist ein normaler Vorgang, den die Jahre mit sich bringen. Er allein ist aber nicht der wesentliche Faktor bei Rückenleiden. In jedem Lebensalter spielt der Umgang mit der eigenen Wirbelsäule eine entscheidende Rolle.

Fehlhaltungen können die Bewegung einschränken

Verkrampfte Muskeln, geschädigte Bandscheiben oder Wirbel führen zu mehr oder minder starken Schmerzen und Bewegungseinschränkungen. Nicht selten bleiben Störungen jedoch über lange Zeit unbemerkt. Mitunter werden auch Nerven, die aus dem Rückenmark entspringen, in Mitleidenschaft gezogen. Der Ischiasnerv ist beispielsweise für die Funktion unserer Beine zuständig. Wird er durch eine aus der Fassung geratene Bandscheibe gereizt, strahlen die Schmerzen oft bis in den Fuß aus – auch Taubheitsgefühle und Lähmungserscheinungen können auftreten. Eine umgehende ärztliche Versorgung ist erforderlich. Werden Nerven der oberen Wirbelsäule beeinträchtigt, sind Verspannungen von Schultern und Armen ebenso möglich wie Kopfschmerzen oder Schwindelgefühle.

Das Ischiassyndrom ist die häufigste Erkrankung des Ischiasnervs. Die Schmerzen treten entlang dieses Nervs auf und strahlen bis in den Gesäßmuskel, den Oberschenkel und manchmal auch bis in den Fuß aus. Die häufigste Ursache ist ein Bandscheibenvorfall, bei dem ein Knorpel auf den Ischiasnerv drückt.

Die Diagnose steht allem voran

Eine medizinische Abklärung von Wirbelsäulenbeschwerden ist wichtig, um die zahlreichen möglichen Ursachen, z. B. Rückgratverkrümmung, Verknöcherung, Verschleiß, Entzündungen und Verletzungen, zu identifizieren oder auszuschließen. Manchmal sind auch operative Eingriffe nötig. In vielen Fällen bleibt die Diagnose allerdings vage, es findet sich keine handfeste Ursache. Überlastung lautet dann meist das Resümee, verbunden mit der Empfehlung, aufrecht zu sitzen, Gewichte nicht mit gekrümmtem Rücken zu heben (sondern in die Knie zu gehen) und am besten eine Rückenschule zu besuchen. Muskeltraining, Massagen und eine schonende Haltungstechnik sind optimale vorbeugende und auch nachsorgende Mittel.

Zugleich muss an psychische Faktoren für Schmerzen und Verspannungen gedacht werden. Unangenehmes kann uns sprichwörtlich beugen, bei zu viel Arbeit legt man sich krumm. Die Körperhaltung reagiert – ähnlich wie die Atmung – unmittelbar auf Stimmungen und löst dadurch Fehlhaltungen aus. Doch auch Stress, Angst oder Kummer können mitunter für schmerzhafte Störungen und Verkrampfungen sorgen.

Wenn die Gelenke schmerzen

Gelenkleiden entstehen durch Abnutzung, Entzündungen, Verspannungen oder Verletzungen. Im Mittelpunkt chronischer Beschwerden stehen vor allem die schützenden und stabilisierenden Knorpelpuffer. Sie können bei falscher Beanspruchung ebenso Schaden nehmen, wie bei mangelnder Aktivität. Mögliche Folgen wären dann schmerzhafte Reizungen des Knochengewebes und Schadstellen am Gelenk. Rheumatismus – ein Sammelbegriff für verschiedenste Gelenkerkrankungen – ist oft von so genannten autoimmunen Prozessen geprägt: Abwehrstoffe des eigenen Körpers greifen die Gelenkhaut an und entzünden sie. Die Symptome bei Arthritis (entzündlichen Erkrankungen) sind u. a. ein Steifheitsgefühl, Schwellungen, Rötungen und ein Wärmegefühl, z. B. in Finger- und Handgelenken. Bei Arthrose (Verschleißerscheinungen) sind vor allem die Knie- und Hüftgelenke betroffen. Das betroffene Gelenk schwillt besonders bei Bewegung an und schmerzt sehr stark.

Schäden an Rücken oder Gelenken kann die Reflexzonenmassage selbstverständlich nicht heilen. Sie kann auch keine Überlastungen oder andere Störfaktoren ausschalten. Sie wirkt jedoch bei akuten Schmerzen beruhigend und lindernd.

Reflexzonenmassage bei Rücken- und Gelenkbeschwerden

▶ Die Rückenzonen an den Außenseiten beider Daumen behandeln Sie, indem Sie die Daumenkanten mit Hilfe der Raupentechnik vom unteren Nagelrand abwärts massieren, dann seitlich am Ballen vorbei bis zum Handgelenk.

▶ Dann massieren Sie die Zonen der Schultermuskeln im Bereich der Grundgelenke (Seite 41).

▶ Streichen Sie sanft über die Zonen der Schultergelenke am äußeren Gelenk des kleinen Fingers (Seite 41f.) und von hier aus abwärts über die Arm- und Beinzonen an der Handkante (Seite 41f.).

▶ Zum Schluss bearbeiten Sie noch die Zone des Solarplexus, die in der Mitte auf dem oberen Teil der Handfläche liegt (Seite 47f.).

Schmerzen können bei Gelenkleiden in einen Teufelskreis führen, wenn die Betroffenen Bewegungen und Belastungen vermeiden, um ihre Beschwerden nicht zu vergrößern. Körperliche Bewegung hingegen beugt rheumatischen Erkrankungen vor und spielt bei der Gesundung eine wichtige Rolle; sie hält die betroffenen Muskeln, Bänder oder Gelenke funktionstüchtig und wirkt entzündungshemmend.

Menstruationsbeschwerden

Viele Frauen leiden in der Zeit zwischen Eisprung und Regelblutung unter Beschwerden, dem so genannten prämenstruellen Syndrom (PMS). Die Art und Heftigkeit der Beschwerden ist dabei individuell verschieden: Leistungsschwäche, depressive Verstimmungen, Reizbarkeit, Gelenk- und Unterleibsschmerzen, Kopfschmerzen, Kreislaufstörungen, Blähungen, Verstopfung und Brustspannen. Die Ursachen des prämenstruellen Syndroms sind noch nicht eindeutig geklärt (anders als bei der schmerzhaften Regelblutung, die oft organisch bedingt ist, z. B. durch Veränderungen an der Gebärmutter oder an den Eierstöcken). Veränderungen im Hormon- oder Mineralstoffhaushalt fördern jedoch die Symptome.

Vitamine und Mineralien wirken bei Regelbeschwerden lindernd, besonders Vitamin B6 und Magnesium. Die Aufnahme von tierischen Fetten, Zucker und Salz sollte eingeschränkt werden. Ebenfalls hilfreich sind Naturheilmittel mit entwässernder Wirkung, wie beispielsweise Brennnesseltee.

Als natürlichen Vorgang akzeptieren

Es ist verständlich, dass die monatliche Einnistung einer Eizelle in die Gebärmutterschleimhaut – und schließlich die Abstoßung – Unwohlsein mit sich bringen kann. Nur ein Teil der Frauen spürt jedoch starke Symptome. Aber auch psychische Faktoren spielen eine bedeutsame Rolle. So sind nach Erfahrungen von Gynäkologen häufig Frauen betroffen, die im Zwiespalt mit ihrem Körper und ihrer Sexualität stehen. Eine sehr konservative Erziehung, Komplexe oder partnerschaftliche Konflikte führen zu einer ablehnenden Haltung gegenüber sich selbst. Wenn sich der Körper dann besonders vor und während der Periode bemerkbar macht, kommt es zur Verkrampfung und zur körperlichen Überreaktion.

Sanfte Heilanwendungen

Natürlich hat nicht jede Frau, die unter Regelbeschwerden leidet, seelische Probleme. Auch ganz alltägliche Belastungen, z. B. Stress und Überarbeitung, können zu Menstruationsbeschwerden führen. Schmerzmittel sollte man nur streng kontrolliert einnehmen und nach besseren Alternativen suchen. Entspannungstechniken, Akupunktur, Akupressur und Reflexzonenmassagen sind unbedingt lohnenswert. Außerdem sollte mit dem Arzt über eine gezielte Ernährung, die möglichst vollwertig sein sollte, sowie über verschiedene Naturheilmittel, z. B. Heiltees oder Bäder, gesprochen werden.

Reflexzonenmassage bei Menstruationsbeschwerden

▶ Massieren Sie den Daumen von oben bis unten durch. Er repräsentiert die Zentralen für Gemütsverfassung und hormonelle Steuerung: Gehirnzone (Seite 33) und Hypophysenzone auf den Daumenkuppen (Seite 34), Schilddrüsenzone oberhalb des Grundgelenks (Seite 35).

▶ Danach massieren Sie mit der Raupentechnik über die Zonen für Atmung und Kreislauf auf dem oberen Teil der Handfläche.

▶ Leichter Druck auf die Reflexzone für den Solarplexus, die einen Finger breit unter den Grundgelenken von Mittel- und Ringfinger liegt (Seite 47f.), kann für Entkrampfung sorgen.

▶ Kreisen Sie anschließend um die Zonen für die Eierstöcke, auf dem inneren Handgelenk auf der Seite des kleinen Fingers (Seite 57ff.) und der Gebärmutter, auf dem inneren Handgelenk auf der Seite des Daumens (Seite 57ff.). Behandeln Sie auch die sie verbindende Eileiter- und Samenleiterzone (Seite 58ff.).

Sexuelle Probleme

Man muss keine sexuellen Schwierigkeiten haben, um »vorher« eine Reflexzonenmassage anzuwenden, sondern man kann sie auch als angenehme Einstimmung betrachten. In den meisten Fällen mangelnder Erregbarkeit sind seelische Faktoren der Hintergrund, z. B. Streit mit dem Partner, Stress und Erschöpfung. Trifft keines dieser Probleme zu, sollte ein Arzt hinzugezogen werden, um organische Ursachen, z. B. Diabetes mellitus oder Bluthochdruck, auszuschließen. Allerdings sind Phasen, in denen weniger sexuelle Lust besteht, völlig normal. Sexualität ist Ausdruck aktueller Umstände und Stimmungen, was mal zu Höhenflügen, mal zu Enthaltsamkeit führen kann.

Bei Menstruationsschmerzen können auch heiße Bäder sowie Wechsel-fußbäder helfen, die abends gemacht werden sollten. Aber auch eine Wärmflasche, ein Heizkissen oder ein erwärmtes Heublumen- bzw. Kirschkernsäckchen können die Beschwerden lindern.

Altchinesische Weisheit

Sexuelle Selbstbeherrschung wird in der chinesischen Heilkunde übrigens ganz groß geschrieben. Besonders der Mann soll seinen Höhepunkt zurückhalten, damit es für beide Partner zu einem stärkeren Erlebnis und intensiveren Energieaustausch kommt. In diesem Fall könne die sexuelle Vereinigung die Lebenskraft und die Potenz fördern. Häufig ausgeführter schneller Sex (»Quickies«) führt hingegen zur allgemeinen Erschöpfung.

Die Reflexzonenmassage hilft, beruflichen Stress oder Erschöpfung abzubauen und Körper und Seele zu entspannen. Alle Effekte einer Massage, die die Vitalität steigern und die Lebenskraft fördern, beflügeln außerdem auch die Libido. Daraus entwickelt sich ein interessanter Aspekt der Partnermassage: Es kommt zu Berührungen, die in erster Linie nicht liebkosend sind, sondern vor allem der Gesundheit und dem körperlichen Wohlbefinden dienen. Danach wird die sexuelle Vereinigung meist sehr viel intensiver empfunden und bewusster wahrgenommen. Auch Versagensängste oder Leistungsdruck können dadurch völlig in Vergessenheit geraten.

Selbst zur Lösung partnerschaftlicher Konflikte ist eine Partnermassage hilfreich, da nun nicht spezielle Fragen oder Ansprüche im Vordergrund stehen. Durch Berührungen lässt sich ein anderer Mensch und die Beziehung, die man zu ihm hat, »erfassen«. Der Kern eines Problems wird plötzlich klarer gesehen, und sinnlose Gedanken können leichter abgeschüttelt werden.

Gegenseitige Handmassagen schaffen Abstand von den Ereignissen des Tages. Gedanken, die sich um Arbeit oder Alltagsprobleme drehen, flauen ab, und der Partner rückt in den Vordergrund – eine gute Atmosphäre für eine romantische, stimmungsvolle Nacht.

Reflexzonenmassage bei sexuellen Problemen

▶ Zunächst massieren Sie die Gehirnzone (Seite 33) und Hypohphysenzone auf der Handfläche auf dem obersten Glied des Daumens (Seite 34) sowie die Schilddrüsenzone oberhalb des Daumengrundgelenks (Seite 35).

▶ Die Atem- und Kreislaufzonen auf der oberen Hälfte der Handfläche sollten Sie anschließend langsam mit der Raupentechnik von oben bis unten sanft durchkneten.

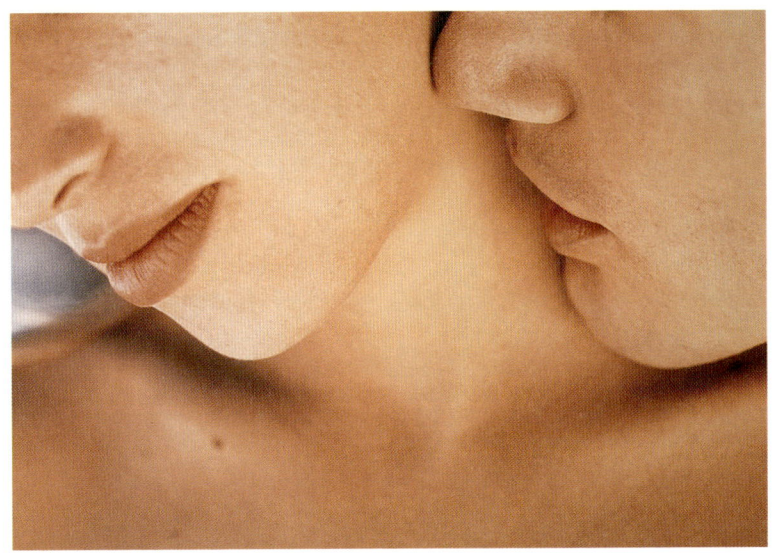

Die Reflexzonentherapie dient auch dazu, Stress abzubauen und wohlig zu entspannen – gute Voraussetzungen für ein erfülltes Liebesleben.

▶ Nun folgt die Nebennierenzone auf der Handfläche, zwei bis drei Finger breit vom oberen Daumenansatz entfernt (Seite 45f.).

▶ Die Zonen der Geschlechtsorgane, die auf beiden Seiten des Handgelenks liegen, werden zuletzt behandelt (Seite 57). Beginnen Sie mit der Massage der Zonen für Eierstöcke/Hoden, gehen Sie weiter über den Verbindungsstreifen Eileiter/Samenleiter bis zu den Zonen Gebärmutter/Prostata (Seite 58ff.). Auch die Lymphzone darüber (Seite 58ff.) sollte behandelt werden, am besten im Rahmen der allgemeinen Lymphmassage (siehe Seite 61).

Süchte

Abhängigkeiten, wenn auch in weniger massivem Ausmaß, gibt es viele: die Abhängigkeit von anderen Menschen, vom Erfolg, von der Abwechslung, vom Fernsehen, vom Sport etc. Als süchtig wird gemeinhin bezeichnet, wer sich nicht nach einer vernünftigen Kosten-Nutzen-Abwägung richtet: Gewohnheiten, die nur kurze Zeit befriedigen, aber langfristig großen Schaden anrichten, die die Kon-

Die seelische Abhängigkeit von einem Suchtmittel spielt oft eine viel größere Rolle als die körperliche. Das gilt besonders für das Rauchen.

Voraussetzungen der Abhängigkeit

▶ Seelische oder soziale Probleme der Betroffenen (z. B. zerrüttete Familienverhältnisse, Arbeitslosigkeit). Sie führen zum Missbrauch von Alkohol, Tabletten, Drogen oder auch Zigaretten. Schwere psychische Probleme liegen auch einem gestörten Essverhalten zugrunde.

▶ Psychische und/oder körperliche Abhängigkeit. Nach der Gewöhnung an die Droge verlangen Psyche und Körper, unabhängig vom ursprünglichen Konflikt, nach immer mehr. Der Konsum wird zum Selbstzweck – hierfür sind u. a. biochemische Veränderungen im Organismus verantwortlich.

Süchte beginnen schleichend, und lange Zeit glauben Betroffene, sie kontrollieren und mit ihnen spielen zu können. Doch schließlich sitzen sie in einem unsichtbaren Gefängnis, haben nicht mehr die Freiheit, nein zu sagen. Wichtig ist es, sich einzugestehen, wenn der eigene Wille machtlos ist, und Hilfe in einer Suchtberatungsstelle zu suchen.

trolle über das eigene Leben gefährden, Menschen zum Opfer ihrer selbst machen, sind gefährlich und sollten möglichst schnell abgelegt werden. Süchtigen helfen diese Weisheiten allerdings nicht viel. Wer aus irgendwelchen Gründen abhängig geworden ist, kann sich nur schwer davon befreien. Schwer wiegendes Suchtverhalten hat mehrere, leider recht stabile Säulen (siehe Kasten).

Entwöhnung bedeutet einerseits, die unmittelbare Gier nach einem Suchtmittel zu überwinden, andererseits, die Probleme im Hintergrund zu lösen – denn sonst ist die Gefahr eines Rückfalls groß. Bei offenkundigen Süchten wie Alkoholismus, Tabletten- und Drogenmissbrauch sowie Essstörungen sind medizinische und psychologische Therapien unumgänglich. Auch spielsüchtige Menschen kommen ohne Betreuung kaum von ihrem Leiden los.

Hilfe bei der Suchtentwöhnung

Die Reflexzonenmassage kann jedoch begleitend zu einer Therapie sehr wertvoll sein. Wie auch Akupunktur und Akupressur lindert sie Entzugserscheinungen und hebt das Allgemeinbefinden.

Die Selbstbehandlung ist beispielsweise für Menschen geeignet, die mit dem Rauchen aufhören möchten und es vermeiden wollen, jeden Abend ersatzweise große Mengen an Süßigkeiten zu essen. Glücks-

und Wohlgefühle, die durch derartige Drogen angestrebt werden, lassen sich auch durch Massagen – und zwar tiefer gehend – erreichen. Außerdem raucht man auch deshalb, um etwas mit den Händen zu tun, denn Nervosität oder Langeweile werden u. a. durch manuelle Tätigkeiten gelindert. Das Gleiche gilt übrigens auch für Essen und Trinken. Ideal ist es daher, das Ritual, zur Zigarette zu greifen, durch eine Handmassage zu ersetzen. Sie ist eine lohnende Alternative. Es kann genügen, nur wenige Sekunden lang eine oder mehrere Reflexzonen zu behandeln oder einfach mit den Händen zu spielen, um den akuten Drang nach der Zigarette zu besiegen. Selbstverständlich zählt in erster Linie Ihre Willensstärke, mit dem Rauchen aufzuhören. Dies können Ihnen unterstützende Maßnahmen wie die Reflexzonenmassage natürlich nicht abnehmen.

Wenn es Ihnen nicht gelingt, sofort mit dem Rauchen aufzuhören, dann versuchen Sie, jede zehnte Zigarette durch eine Reflexzonenbehandlung zu ersetzen. Erstellen Sie sich einen Zeitplan. Nach einigen Tagen ersetzen Sie die fünfte Zigarette mit einer kleinen Massage, dann die dritte, die zweite ...

Reflexzonenmassage bei Nikotinsucht

▶ Behandeln Sie den Daumen von oben bis unten. Vor allem die Zonen für Gehirn (Seite 33), Hypophyse (Seite 34) und Schilddrüse (Seite 35) sollten dabei berücksichtigt werden.
▶ Danach werden die Atem- und Kreislaufzone auf dem oberen Teil der Handfläche sanft durchmassiert. Stellen Sie sich dabei vor, wie Ihre Lunge bei der Behandlung beruhigt aufatmet. Ihre Atmung wird tief und gesund, denn der Sauerstoff schenkt Ihnen neue Vitalität.
▶ Während Sie die Herzzone behandeln, die auf der linken Hand, unterhalb der Grundgelenke von kleinem und Ringfinger liegt (Seite 44f.), denken Sie daran, wie unverkrampft der Herzmuskel ohne Nikotin arbeiten kann.
▶ Mit leichtem Druck auf die Zone des Solarplexus (Seite 47f.) verabschieden Sie sich endgültig vom Gedanken an die nächste Zigarette. Entspannt lehnen Sie sich zurück.

Eine Gewichtszunahme nach der Nikotinentwöhnung ist völlig normal. Der Körper braucht drei bis vier Monate, um sich an die neue Situation zu gewöhnen. Meiden Sie in dieser Zeit Zucker, Weißmehl und Fett, essen Sie Obst, Gemüse und Salat, trinken Sie viel Mineralwasser, ungesüßte Säfte und Kräutertees, und sorgen Sie für ausreichend Bewegung.

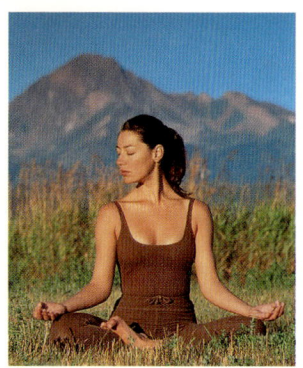

Entspannungstechniken lassen sich optimal mit der Handreflexzonenmassage kombinieren.

Vertiefende und ergänzende Übungen

Die Reflexzonenmassage kann Ihnen in jeder Lebenslage mehr Ruhe und Energie bringen. Ob Sie sich nun ausgepowert fühlen oder so angespannt, dass Sie kaum stillsitzen können – die Massage der Hände sorgt oft rasch für ein inneres Aufatmen. Wenn Sie sich regelmäßig in der Handreflexzonenmassage üben, werden Sie bald den Eindruck gewinnen, eine bisher unbekannte Quelle Ihres Körpers entdeckt zu haben. Es mag Ihnen plötzlich wunderbar erscheinen, negativen Umständen weniger hilflos ausgeliefert zu sein, für Aufhellung, Tatkraft oder Abstand sorgen zu können. Ihr Körper reagiert langfristig mit mehr Wohlbefinden.

Körper und Geist regenerieren

Die Folgen einer ungesunden Lebensweise kann die Reflexzonenmassage aber höchstens dämpfen und nicht aufhalten. Es liegt an jedem selbst, etwas zu ändern. Doch je regelmäßiger die Behandlungen eingesetzt werden, desto mehr verändern sie den persönlichen Alltag. Es ist ganz einfach: Körper und Psyche streben stets nach maximalem Wohlbefinden. Die Neigung zu schädlichen Gewohnheiten vergeht, wenn wir erfahren, was wirklich gut für uns ist. Es fällt leichter, ungesunde Gewohnheiten einfach abzulegen.

Die folgenden Übungen zugunsten von Entspannung und Vorstellungskraft verstärken diesen Effekt. Sie machen die Reflexzonenbehandlungen erst komplett. Denn zur »handfesten« Einwirkung auf den Körper kommt nun noch die Beeinflussung durch den Geist hinzu. Er sorgt für eine gute Einstimmung auf die Behandlungen und entkrampft außerdem den Körper. Die Übungen sind auch nach einer Reflexzonenbehandlung oder unabhängig von ihr zum Abschalten sehr hilfreich.

Lenken Sie Ihre Gedanken auf etwas Beruhigendes. Konzentrierte, aber zwanglose Vorstellungen haben großen Einfluss auf den Körper. Manche Entspannungslehren unterscheiden letztlich nicht mehr zwischen geistigen und körperlichen Wirkkräften.

Entspannungsübungen

Anspannung lässt sich nicht auf Knopfdruck abschalten. Der bloße Wille bringt wenig. Der erregte Körper oder der Geist braucht etwas, das ihn beruhigt. Es muss die Macht haben, schwirrende Gedanken zu bändigen oder vergessen zu lassen. Die Konzentration auf den eigenen Atem hat diese Macht. Der Atem macht unsere Pläne und Taten erst möglich. Er bestimmt sämtliche Lebensvorgänge und reagiert auf sie. Normalerweise lassen wir die Atmung achtlos geschehen. Wer sich jedoch auf sie besinnt, folgt dem vitalen Rhythmus seines Körpers und lässt ihn gewähren. Der Körper darf sich um sich selbst kümmern, was beruhigend und gesund ist.

Einstimmung

Es gibt einen einfachen Trick, um vor einer Handreflexzonenmassage zur Ruhe zu kommen. Konzentrieren Sie Ihre Gedanken auf die Hand, die Sie gleich behandeln wollen. Lassen Sie die Vorstellung dieses Körperteils in Ihrem Kopf treiben. Klammern Sie sich jedoch nicht an diesen Gedanken fest. Ohne Anstrengung betrachten Sie Ihren Fixpunkt und kommen – falls andere Gedanken auftauchen – immer wieder zu ihm zurück.

Atemübung

Legen oder setzen Sie sich bequem hin, und verfolgen Sie, wie sich Ihr Brustkorb langsam hebt und senkt. Beeinflussen Sie die Atmung nicht, sondern lassen Sie die Lungentätigkeit einfach geschehen. Wenn Sie genügend entspannt und Ihre Gedanken von Alltagsproblemen losgelöst sind, wird sie bald so agieren, wie es für Ihren Körper am angenehmsten ist. Das Zwerchfell, ein Muskel, der sich im Bauchraum befindet, wird besser genutzt. Es entlastet die schwächeren oberen Atemmuskeln; dadurch gelangt mehr Luft in die großen unteren Bereiche der Lungenflügel. Der Austausch von Sauerstoff und Kohlendioxid gelingt wirkungsvoller, alle Organe profitieren davon.

In Asien werden Atem- und Entspannungsübungen seit Jahrtausenden als Mittel zur Steigerung der Vitalität geschätzt. Die vorgestellten Übungen sind angelehnt an das chinesische Qi Gong – eine Methode, die nicht nur das Leben verlängern, sondern auch zu mehr Weisheit verhelfen soll.

Imaginationen

▶ Vorstellungen fördern die Tiefenatmung. Denken Sie daran, dass mit jedem Atemzug Leben spendender Sauerstoff in Ihren Körper strömt. Seine Energie dringt tief in alle Gewebe ein. Chinesische Heilkundler glauben, dass in der Luft die Lebensenergie Qi (sprich: tschi) enthalten ist. Im unteren Bauchraum konzentrieren und speichern wir sie, um von dort aus den Organismus zu versorgen.

▶ Ebenso hilfreich ist es, an die realen Körperbereiche und Organe zu denken, die über die Reflexzonen behandelt werden. Stellen Sie sich vor, wie heilsame Energie sie erreicht und sie besänftigt oder stärkt.

Auch in der modernen Psychologie gelten Imaginationen als ausgezeichnete Unterstützung zur Abwehr und Bekämpfung von Krankheiten. Studien ergaben beispielsweise, dass gezielte Übungen die Anzahl der »Fresszellen« des Immunsystems stark erhöhen können.

Qi Gong

Wenn Sie einen tiefen Atemrhythmus erreicht haben, ist folgende Übung des Qi Gong zu empfehlen. Qi Gong ist eine uralte chinesische Entspannungs- und Bewegungslehre. Sie soll die Vitalität steigern und Krankheiten abwehren und heilen.

▶ Beim Einatmen malen Sie sich aus, wie mit der Luft Lebensenergie in Ihren Bauchraum strömt. Beim Ausatmen strömt diese Energie durch Ihren gesamten Körper. Sie bewegt sich über die inneren Organe bis zur Oberfläche des Körpers. Auch auf den Handflächen kommt sie an. Beim erneuten Einatmen fließt sie zurück in den Bauchraum.

▶ Nun beginnen Sie mit der Handreflexzonenmassage. Wenn Sie eine bestimmte Zone behandeln, lenken Sie die Lebensenergie in den Arbeitsfinger. Stellen Sie sich vor, dass vitalisierende Impulse von Hand zu Hand übertragen werden. Zum Schluss wird die Energie wieder zurück in den Bauchraum gesandt.

Die innere Einstellung ist wichtig

Man muss kein Fan fernöstlicher Weisheiten sein, um diese Vorschläge nachzuvollziehen. Wie stark das körperliche Vermögen von der geistigen Verfassung abhängt, weiß jeder Sportler zu berichten. Muskelspannung, Gewebedurchblutung oder biochemische Prozesse reagieren auf die mentale Verfassung. So werden beispielsweise beim autogenen Training Schwere- oder Wärmeempfindungen durch bloße Konzentration ausgelöst. Aus der Immunforschung ist bekannt, dass Patienten, die an die Stärke ihres Abwehrsystems glauben, bessere Heilungschancen haben. Es ist zwar erst teilweise erforscht, wie geistige Impulse über die Nervenbahnen den Körper beeinflussen können – genutzt wurden diese Zusammenhänge aber schon immer.

Fingerübungen

Fingerübungen und die Handreflexzonenmassage ergänzen sich hervorragend. Beide fördern die Durchblutung und Lymphzirkulation und reichen in ihrer Wirkung weit über das beanspruchte Körperteil hinaus. Zudem sind sie jederzeit problemlos anwendbar. Fingerübungen lassen sich beispielsweise als Aufwärmtraining unmittelbar mit einer Reflexzonenmassage kombinieren. Wer sich in seiner Fingerfertigkeit übt, steigert nachweislich die Gehirndurchblutung, und zudem werden organische Funktionen harmonisiert.

Nach Vorstellung der chinesischen Heilkunde sind fünf der zwölf wichtigsten Energiebahnen (die so genannten Meridiane), die den Körper durchziehen, eng mit den Fingerspitzen verbunden. Die folgenden Übungen trainieren die Gelenke, Sehnen und Muskeln der Hände und machen sie dadurch beweglicher. Sie wirken beruhigend und regen zugleich geistige Fähigkeiten an, so etwa die Koordination von Bewegungen und die Konzentration.

Die Aktivierung der Meridiane

▶ Greifen Sie ein paarmal – ganz langsam – mit den Fingern ins Leere, als seien Ihre Finger die Flossen eines Fischs, der sich behäbig durch das Wasser bewegt.

▶ Bilden Sie mit jeweils zwei Fingern beider Hände ein »V«. Lassen Sie dann beide »Vs« bis zu den Schwimmhäuten ineinander gleiten. So gehen Sie alle möglichen V-Kombinationen nacheinander durch.

Bei Fingerübungen, die die Konzentration und Geschicklichkeit trainieren, sind der Phantasie keine Grenzen gesetzt. Sie eignen sich auch als amüsantes Gesellschaftsspiel. So kann festgelegt werden, welche Finger einander berühren dürfen und welche nicht. Unterschiedliche Kombinationen müssen nacheinander durchgespielt werden – wer es am längsten schafft, hat gewonnen.

▶ Halten Sie Hand und Finger gerade. Nun kippen Sie jeden Finger nacheinander behutsam nach oben und nach unten – allein durch die Beugung der Grundgelenke. Während sich ein Finger bewegt, sollten die anderen ruhig und gerade bleiben.

▶ Auf dieselbe Weise beschreiben Sie mit den Fingergrundgelenken kleine Kreise.

▶ Legen Sie den Daumen zuerst auf die Zeigefingerkuppe, dann auf die Kleinfingerkuppe derselben Hand. Das Gleiche wiederholen Sie an der anderen Hand. Jetzt berührt der Daumen der ersten Hand deren Mittel- und Ringfinger; das Gleiche wiederholen Sie nun wieder an der anderen Hand. Wechseln Sie immer rascher hin und her, und versuchen Sie die Übung schließlich mit geschlossenen Augen. Sie können die Hände auch gleichzeitig trainieren oder mit anderen bzw. links und rechts unterschiedlichen Kombinationen.

▶ Legen Sie nun nur die Fingerspitzen beider Hände aufeinander, als ob Sie ein Spitzdach formen wollten. Dann legen Sie die rechten Daumenglieder auf die linken und umgekehrt (mehrmals wiederholen). So verfahren Sie nacheinander mit allen Fingerpaaren, während die übrigen Fingerspitzen aufeinander ruhen.

▶ Meister Wang, ein chinesischer Experte in Fingerspielen, empfiehlt eine ähnliche Übung. Hier werden die Handflächen und inneren Fingerglieder aneinander gelegt: Beugen Sie nun jedes Fingerpaar (beginnend mit den beiden kleinen Fingern) gleichzeitig, indem sich der rechte Finger zuerst links von seinem Partner in Richtung gegenüberliegenden Handrücken beugt, dann rechts davon. Beim linken Finger verhält es sich entsprechend umgekehrt. So soll mit jedem Fingerpaar 32-mal trainiert werden.

Akupressur

Die Akupressur ist eng mit der Handreflexzonenmassage verwandt. Ebenso wie die Reflexzonentherapie soll auch diese chinesische Behandlungsform über die Haut den gesamten Organismus beeinflussen. Die wirksamen Zonen (oder Meridianpunkte) verteilen sich hier-

> Die Selbstbehandlung mit der Akupressur kann ebenso wenig wie die Selbstbehandlung mit der Reflexzonenmassage die Möglichkeiten professioneller Therapeuten ausschöpfen. Doch das ist auch nicht das Ziel. Wer zu Hause einfache Gymnastikübungen macht, verbessert bereits seine Kondition.

bei über den ganzen Körper – an den Händen befinden sich jedoch einige sehr bedeutende. Die traditionelle chinesische Medizin (TCM) geht von der universalen Energie Qi aus. Sie ist für alle Phänomene in der Welt verantwortlich, für das Planetensystem, für Wasser und Erde, Leben, Bewegungen und Gedanken. Qi sorgt für die Aktivität unserer Organe; dabei dürfen die einzelnen Körperteile aber weder zu viel noch zu wenig Qi bekommen, sonst werden sie überaktiv oder zu schwach. Auch die Fließrichtung des Qi ist von Bedeutung.

Yin und Yang

Gesunde Harmonie entsteht, wenn die Lebensenergie nicht blockiert wird oder überschießt. Angestrebt wird ein ausgeglichenes Zusammenspiel von Entspannung und Spannung, von Verbrauch und Ernährung oder von Handeln und Nachdenken. Die passiven und die aktiven Seiten unseres Lebens gehen fließend ineinander über und werden von den Chinesen Yin und Yang genannt. Sie symbolisieren Hell und Dunkel, Männlich und Weiblich, Gut und Böse. In unserem Körper kreist die Lebensenergie durch Meridiane, die symmetrisch auf beiden Seiten des Körpers verlaufen.

Mehrere hundert Meridiane sind bekannt. Doch es kommt bei der Selbstbehandlung nicht auf die Menge der Einsatzgebiete an. Oft reicht es, nur einen einzigen Punkt zu drücken – viele haben gleichzeitig Einfluss auf mehrere Körperfunktionen und Krankheitsbilder.

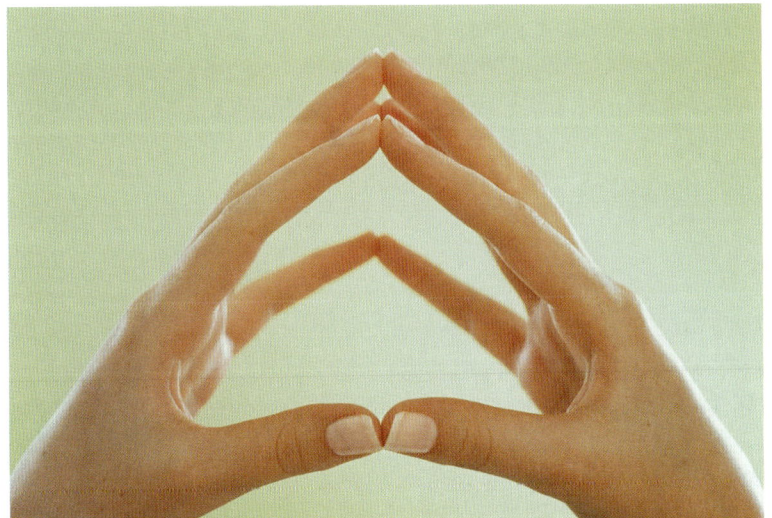

Fingerübungen wirken sehr entspannend und machen Spaß. Außerdem lassen sie sich wie die Handreflexzonenmassage hervorragend in den Alltag einbauen.

91

Hilfe durch Fingerdruck und Nadelstich

Alle Energiebahnen verlaufen sowohl direkt unter der Haut als auch in der Tiefe des Körpers – alle Organe sind mit Meridianen verbunden. Mit Hilfe feinster Akupunkturnadeln oder durch akupressierenden Fingerdruck (oder akupressierende Massagen) soll das Qi heilsam gesteuert werden. Therapeuten führen zuvor eine sorgfältige Diagnose durch, in der sie u. a. klären wollen, über welche Leitbahnen Energiestörungen beeinflusst werden können. Mit speziellen Stich- oder Drucktechniken wird dann der Energiestrom in den ausgewählten Meridianen verändert. Körperfunktionen, die mit diesen Meridianen in Verbindung stehen, sollen so wieder zu einem ausgeglichenen Qi-Haushalt gelangen.

Die zwölf Hauptmeridiane sind jeweils paarig am Körper angelegt und den fünf Yin- und Yang-Organen zugeordnet. Daneben gibt es noch das Konzeptionsgefäß, das zu Yin gehört, und das Lenkergefäß, das zu Yang gehört.

Meridiane durchziehen den ganzen Körper

Über bestimmte Hautregionen lässt sich auf die darunter verlaufenden Meridiane gezielt eingehen. Diese Meridianpunkte haben spezielle Wirkungen auf die »angeschlossenen« Körperfunktionen und Organe, aber auch auf den gesamten Organismus. Manche besitzen eine eher anregende, andere eine dämpfende Wirkung. Ein Meridian verläuft auf der linken Körperseite genauso wie auf der rechten. Deshalb gibt es auch die meisten Meridianpunkte zweimal. So findet sich ein Behandlungsgebiet auf der rechten Hand genauso auf der linken wieder. Auf beide Gebiete sollte gleichzeitig oder nacheinander eingegangen werden, um harmonisch auf die Körperhälften einzuwirken.

Die Akupunktur und die Akupressur werden von der Schulmedizin zunehmend anerkannt. Hervorzuheben sind ihre Erfolge bei chronischen und psychosomatischen Leiden und bei Schmerzen oder Erkrankungen des Bewegungsapparats. Bei leichteren Alltagsbeschwerden eignet sich die Akupressur auch zur Selbstbehandlung. In diesem Buch werden nur Akupressurpunkte vorgestellt, die sich an den Händen und Unterarmen befinden. Die Behandlung dieser Regionen fällt auch im Alltag leicht und kann tief greifende Effekte erzielen. Außerdem eignet sie sich gut, um die Akupressur kennen zu lernen.

Ziele von Akupressur und Akupunktur

▶ Blockierte Energie im Organismus wieder zum Fließen bringen – die wichtigste Voraussetzung für die Gesundheit aller Organe, Knochen, Muskeln und Gelenke

▶ Zu viel Energie ableiten

▶ Bei Mangelerscheinungen Körper mit Energie anreichern

▶ Fehlgeleitete Energie wieder auf den richtigen Weg bringen

Wie die Selbstbehandlung mit Akupressur funktioniert

Genau wie bei der Handreflexzonenmassage sind die Fingerkuppen die Werkzeuge der Akupressur. Sie sollten vorzugsweise den Daumen benutzen. (Achten Sie auf kurze Fingernägel!) Setzen Sie ihn auf einen der angegebenen Meridianpunkte, und üben Sie allmählich Druck aus: zuerst sanft, dann fester, ohne dass es weh tut. Verweilen Sie etwa 30 bis 60 Sekunden. Verringern Sie den Druck schließlich wieder ganz langsam, bevor Sie den Daumen abheben.

Alternative: Lassen Sie die Daumenkuppe über dem Meridianpunkt sanft kreisen, ohne sie zu verschieben. In jedem Fall sollten Sie danach den gleichen Punkt auf der anderen Hand behandeln.

Selbstwahrnehmung ist auch hier unverzichtbar

Sie finden am besten selbst heraus, welche Technik und Behandlungsdauer für Sie hilfreich und Ihnen am angenehmsten ist. Die Akupressur weckt oft deutliche körperliche Reaktionen und Zeichen, wie beispielsweise ein Kribbeln und Fließgefühl im Bereich des behandelten Punkts, das bis über den Arm (wo der Meridian verläuft) zieht. Nach chinesischer Vorstellung zeigt dieses Gefühl, dass das Qi in Bewegung gebracht wurde. Häufig verbessern sich zugleich auch die Beschwerden. Der Patient stellt sehr schnell selbst fest, wann die Wirkung ihren Zweck erfüllt hat. Neben festgelegten Druckpunkten behandeln chinesische Therapeuten übrigens auch Hautstellen, die sich einfach nur in der Nähe schmerzhafter Regionen befinden.

Wenn Sie sich müde fühlen und eine Auffrischung wünschen, sollten Sie einen Akupressurpunkt nur kurze Zeit behandeln. Wenn Sie Beruhigung brauchen, sollten Sie länger auf ihn einwirken.

Die Akupressur ist völlig ungefährlich und frei von Nebenwirkungen. Dennoch sollten aber die gleichen Gegenanzeigen (siehe Seite 25) wie bei der Reflexzonenmassage beachtet werden.

Meridiane und ihre Wirkungen

Die einzelnen Meridiane werden nach dem Organmeridian benannt, auf dem sie liegen; sie haben aber nicht nur auf das zugehörige Organ Einfluss. Jeder Punkt besitzt zudem eine Nummer, die seine Reihenfolge auf einer Leitbahn angibt.

▶ **Dickdarmmeridian DI 1:** hilft bei Zahnschmerzen, Übelkeit und Völlegefühl
Lage: neben dem unteren Rand des Zeigefingernagels und zwar auf der äußeren, zum Daumen gewandten Seite

▶ **Dickdarmmeridian DI 4:** hilft bei vielen Schmerzzuständen; auch zur seelischen Stärkung und allgemeinen Harmonisierung
Lage: auf dem Handrücken; wenn Sie Ihren Daumen etwas vom Zeigefinger abspreizen, bilden die Mittelhandknochen von Zeigefinger und Daumen ein Dreieck. Der Dickdarmmeridian liegt im Mittelpunkt dieses Dreiecks.

▶ **Dickdarmmeridian DI 11:** hilft der Immunabwehr, gegen Schwächezustände und Schulterbeschwerden
Lage: an der Innenseite des Arms, am äußeren Ende der Ellbogenfalte

▶ **Lungenmeridian LU 9:** hilft bei Atembeschwerden und Hustenreiz
Lage: unterhalb der Handfläche, am äußeren Rand der Handgelenklinie unterhalb des Daumenballens

▶ **Herzmeridian H 7:** hilft bei nervösem Kreislauf, innerer Anspannung, Angst und Schlaflosigkeit
Lage: auf der Handfläche; denken Sie sich eine Linie, die von Ihrem kleinen Finger bis zur Falte des Handgelenks führt, in der Handgelenkfurche liegt der Meridianpunkt

▶ **Perikard-Meridian (Herzbeutelmeridian) P 6:** hilft bei Störungen von Magen und Kreislauf
Lage: auf der Innenseite des Unterarms, in der Mitte und etwa drei Finger breit von der Handgelenkfurche entfernt

▶ **Dreifacher Erwärmer 3E 5:** hilft zur Entspannung, bei hormonellen Leiden und Verstopfung
Lage: auf dem Unterarm, obere Seite, etwa drei Finger breit vom Handrücken entfernt, zwischen Elle und Speiche

Bei der Akupressur gelten die gleichen Regeln wie bei der Handreflexzonenmassage: Wählen Sie eine möglichst ruhige Umgebung und eine bequeme Haltung. Entspannungsübungen und die Vorstellungskraft fördern die Wirkung zusätzlich. Am besten massieren Sie sich vorher die Hände und reiben die Handflächen aneinander.

Über den Autor

Carsten Klemann studierte Philosophie, Ethnologie und Psychologie. Er ist als Fachjournalist und -autor tätig und beschäftigt sich hauptsächlich mit den Themen »Gesundheit« und »Psychologie«.

Literatur

Benner, Prof. Dr. med. Klaus-Ulrich/Snell, Prof. Richard S.: Klinische Anatomie. Weltbild Verlag. Augsburg 1995
Klemann, Carsten: Chinesische Heilkunst. Von Akupunktur bis Tuina. Urania Verlag. Berlin 1999
Kunz, Kevin und Barbara: Das große Buch der Reflexzonenmassage. Heyne Verlag. München 1996
Palágy, Dr. Jolanda: Handreflexmassage. Ehrenwirth Verlag. München 1998
Schutt, Karin: Massage. Falken Verlag. Niedernhausen 1993
Spurzem, Wolfgang: Fußreflexzonenmassage. Südwest Verlag. 6. Auflage, München 1998

Hinweis

Das vorliegende Buch ist sorgfältig erarbeitet worden. Dennoch erfolgen alle Angaben ohne Gewähr. Weder Autor noch Verlag können für eventuelle Nachteile oder Schäden, die aus den im Buch gemachten praktischen Hinweisen resultieren, eine Haftung übernehmen.

Bildnachweis

Gettyone Stone, München: 8 (Mary Kate Denny), 10 (Paul Figura), 17 (Tony Latham), 20 (Laurence Monneret), 32 (Chave/Jennings), 66, 83 (Jerome Tisne), 74 (David Steward), 86 (Andrea Booher); Jump, Hamburg: U4, 1, 6, 22, 91 (K. Vey); Südwest Verlag, München: Titel, 26, 29 (jump/K. Vey), 2 (Susanne Kracke), Hintergrundmotiv (SW-Archiv); Transglobe, Hamburg: 62 (Reporters)
Alle Grafiken stammen von Veronika Moga, München.

Impressum

© 2000 Südwest Verlag, München, in der Econ Ullstein List Verlag GmbH & Co. KG, München

Redaktion: Evelyn Köhler
Projektleitung: Hans Müller
Redaktionsleitung und medizinische Fachberatung: Dr. med. Christiane Lentz
Bildredaktion: Gabriele Feld
Produktion: Manfred Metzger (Leitung), Annette Aatz, Dr. Erika Weigele-Ismael
Umschlag: Heinz Kraxenberger, München; Till Eiden
Layout: Wolfgang Lehner
DTP/Satz: Veronika Moga
Druck: Peschke Druck, München
Bindung: R. Oldenbourg, München

Printed in Germany

Gedruckt auf chlor- und säurearmem Papier

ISBN 3-517-06004-6

Register